BIBLIOTHÈQUE MÉDICALE

PUBLIÉE SOUS LA DIRECTION

DE MM.

J.-M. CHARCOT	G.-M. DEBOVE
Professeur à la Faculté de médecine de Paris, membre de l'Institut.	Professeur à la Faculté de médecine de Paris, membre de l'Académie de médecine, médecin de l'hôpital Andral.

BIBLIOTHÈQUE MÉDICALE CHARCOT-DEBOVE

VOLUMES PARUS DANS LA COLLECTION

V. Hanot. La Cirrhose hypertrophique avec ictère chronique.

G.-M. Debove et **Courtois-Suffit.** Traitement des pleurésies purulentes.

J. Comby. Le Rachitisme.

Ch. Talamon. Appendicite et Pérityphlite.

G.-M. Debove et **Rémond** (de Metz). Lavage de l'estomac.

J. Seglas. Des Troubles du langage chez les aliénés.

A. Sallard. Les Amygdalites aiguës.

L. Dreyfus-Brissac et **I. Bruhl.** Phtisie aiguë.

P. Sollier. Les Troubles de la mémoire.

De Sinety. De la Stérilité chez la femme et de son traitement.

G.-M. Debove et **J. Renault.** Ulcère de l'estomac.

G. Daremberg. Traitement de la Phtisie pulmonaire. 2 vol.

Ch. Luzet. La Chlorose.

E. Mosny. Broncho-Pneumonie.

A. Mathieu. Neurasthénie.

N. Gamaleïa. Les Poisons bactériens.

H. Bourges. La Diphtérie.

Paul Blocq. Les Troubles de la marche dans les maladies nerveuses.

P. Yvon. Notions de pharmacie nécessaires au médecin. 2 vol.

L. Galliard. Le Pneumothorax.

E. Trouessart. La Thérapeutique antiseptique.

Juhel-Rénoy. Traitement de la fièvre typhoïde.

J. Gasser. Les Causes de la fièvre typhoïde.

G. Patein. Les Purgatifs.

A. Auvard et **E. Caubet.** Anesthésie chirurgicale et obstétricale.

L. Catrin. Le Paludisme chronique.

Labadie-Lagrave. Pathogénie et traitement des Néphrites et du mal de Bright.

E. Ozenne. Les Hémorroïdes.

Pierre Janet. État mental des hystériques. — Les stigmates mentaux.

H. Luc. Les Névropathies laryngées.

R. du Castel. Tuberculoses cutanées.

J. Comby. Les Oreillons.

Chambard. Les Morphinomanes.

J. Arnould. La Désinfection publique.

Achalme. Érysipèle.

P. Boulloche. Les Angines a fausses membranes.

E. Lecorché. Traitement du diabète sucré.

Barbier. La Rougeole.

M. Boulay. Pneumonie lobaire aiguë. 2 vol.

A. Sallard. Hypertrophie des amygdales.

Richardière. La Coqueluche.

G. André. Hypertrophie du cœur.

E. Barié. Bruits de souffle et bruits de galop.

L. Galliard. Le Choléra.

Polin et **Labit.** Hygiène alimentaire.

Boiffin. Tumeurs fibreuses de l'utérus.

P. Janet. État mental des hystériques — Accidents mentaux.

Ménard. Coxalgie tuberculeuse.

POUR PARAITRE PROCHAINEMENT

L. Capitan. Thérapeutique des maladies infectieuses.

Legrain. Microscopie clinique.

F. Verchère. La Blennorrhagie chez la femme. 2 vol.

H. Gillet. Rythmes des bruits du cœur (physiologie et pathologie).

P. de Molènes. Traitement des affections de la peau. 2 vol.

G. Martin. Myopie, Hyperopie, Astigmatisme.

Garnier. Chimie médicale.

F. Legueu. Chirurgie des reins et de l'uretère.

Blache. Formulaire des maladies de l'enfance.

Ch. Monod et **J. Jayle.** Cancer du sein.

L. Rondot. Le Régime lacté.

P. Mauclaire. Ostéomyélites de la croissance.

A. Reverdin (de Genève). Antisepsie chirurgicale.

Guermonprez (de Lille) et **Bécue** (de Cassel). Actynomicose.

Robin. Ruptures du cœur.

Chaque volume se vend séparément. Relié : 3 fr. 50

COXALGIE

TUBERCULEUSE

ET

SON TRAITEMENT

PAR

LE Dr V. MÉNARD

Chirurgien de l'hôpital maritime de Berck-sur-Mer

AVEC 20 FIGURES EN PHOTOGRAVURE DANS LE TEXTE

PARIS

RUEFF ET Cie, ÉDITEURS

106, BOULEVARD SAINT-GERMAIN, 106

INTRODUCTION

Définition. — Importance de la distinction des espèces
en pathologie. — Périodes historiques.

On ne traitera que la variété tuberculeuse de la coxalgie.
Lannelongue, en créant le terme de coxotuberculose, a
voulu fixer définitivement la délimitation du sujet.

Il n'est plus permis de donner une description commune
à toutes les affections inflammatoires ou douloureuses de
la hanche comme on l'a fait autrefois dans le chapitre
large et confus de la coxalgie, dont la dissociation est, du
reste, depuis longtemps effectuée.

La coxalgie hystérique, celle qui mérite le mieux son
nom, a été distinguée par Brodie en 1857. Les altérations
du rhumatisme chronique et de la goutte, les dystrophies
du tabes ont aussi pris une place à part.

Quant au groupe des arthrites infectieuses, il comprend
autant d'espèces qu'il y a de causes. Chaque agent infectieux, microbien ou autre, détermine des altérations articulaires qui lui sont propres. Dans chacune de ces arthrites, les symptômes, les complications, la marche et les
terminaisons, tous les caractères cliniques sont en rapport
avec la cause. C'est ainsi que la blennorrhagie, la scarlatine,
la rougeole et les infections pyogènes produisent dans la

hanche comme dans une autre articulation, autant de variétés distinctes d'arthrites.

Parmi toutes ces *coxalgies*, la coxotuberculose est la plus
importante par sa fréquence et par sa gravité; elle est
aussi maintenant la mieux caractérisée par son évolution
anatomique et clinique. On ne manque pas cependant de rencontrer des cas obscurs : une arthrite rhumatismale peut
offrir une ressemblance superficielle avec la tuberculose
de la hanche; de même parfois l'ostéomyélite du fémur
ou de l'os iliaque; la coxotuberculose peut aussi être en
quelque sorte dissimulée par l'association des symptômes
de la coxalgie hystérique avec ses signes propres. Ces difficultés ne justifient pas le procédé encore en usage qui
consiste à décrire ensemble plusieurs affections de même
siège mais de nature différente ; elles montrent au contraire
avec quel soin on doit distinguer chacune d'elles. Celui
qui accepte la responsabilité de soigner un malade, ne
peut se contenter de reconnaître une affection de la hanche. En effet, le traitement et le pronostic sont différents selon qu'il s'agit d'une coxalgie hystérique, d'une
arthrite rhumatismale ou scarlatineuse, d'une ostéomyélite ou enfin d'une coxotuberculose. Si l'on ne fait pas le
diagnostic de l'espèce, on reste inhabile aussi bien à prévoir qu'à modifier la marche de la maladie.

Les anciens connaissaient l'affection de la hanche que
nous appelons maintenant coxalgie tuberculeuse ou coxotuberculose; ils lui donnaient les noms de « morbus coxa-
rius, morbus coxæ, morbus coxendicis ». Frappés par les
déformations de la hanche à une période avancée de la
maladie, ils se servaient communément du mot luxation : luxation spontanée, consécutive, symptomatique,
pathologique, etc. J.-L. Petit, exagérant l'importance, de
tout temps trop grande, des théories mécaniques en méde-

cine, prétend en quelque sorte justifier le terme de luxation en attribuant le déplacement de la hanche aux suites directes de la contusion articulaire. Cette théorie, vivement combattue par les contemporains et par les successeurs de J.-L. Petit, est cependant restée populaire durant une longue période et n'a pas encore tout à fait disparu.

Le mot coxalgie, créé par Wist (1809), n'a pas traduit un progrès scientifique; son défaut de précision et son euphonie l'ont seuls introduit et maintenu dans l'usage. Il indiquait bien au reste la signification vague que l'on a longtemps attribuée à l'affection. « Les vices scrofuleux, rhumatismal, arthritique, la matière morbifique de certaines maladies, telles que la variole, la rougeole, les fièvres de mauvais caractère, etc., sont les causes les plus ordinaires de la luxation spontanée du fémur » (Boyer). D'après ce résumé étiologique, on voit que la coxalgie était alors considérée comme un état pathologique pouvant être produit par des causes très différentes.

L'anatomie pathologique elle-même avait décrit les altérations des cartilages et des os, les fongosités, les abcès froids, sans faire beaucoup avancer la question, jusqu'au jour où le tissu fongueux a été attribué à sa véritable origine : la tuberculose (1873). Bientôt après, les arthrites tuberculeuses ont pris une place à part. La découverte du bacille tuberculeux est venue confirmer et rendre définitive la distinction que l'anatomie pathologique avait déjà établie et que traduit le mot coxotuberculose de Lannelongue (1885).

Aux doctrines pathogéniques ont répondu de tout temps les tendances du traitement. On peut rattacher aux théories mécaniques les tentatives faites autrefois pour réduire les luxations spontanées de la hanche : Humbert et Jacquier (de Bar-le-Duc) ont publié en 1835 un mémoire sur la manière de réduire ces luxations. Malgaigne, qui lui aussi décrit les luxations pathologiques de la hanche à la suite des luxations traumatiques, se contente de douter de l'utilité des tentatives de réduction, et ce n'est pas sans raison.

Les théories inflammatoires ont fait naître les révulsions de toutes sortes, dont l'inutilité commence seulement à être reconnue.

Bonnet (de Lyon), qui, comme les auteurs de son temps, consacre une partie importante de son ouvrage à l'étude des phénomènes mécaniques de la coxalgie, établit cependant le procédé, jusqu'ici le plus utile du traitement, en appliquant à la hanche le principe général de l'immobilisation dans une bonne position; de plus il produit cette immobilisation à l'aide de la gouttière qui porte son nom. C'est là le progrès le plus décisif qui ait été fait jusqu'à présent dans le traitement de la coxalgie. Le principe sinon la pratique de Bonnet est encore en faveur.

Lesauvage, de Caen (*Archives de médecine*, novembre 1835), en instituant la méthode de l'extension continue avec des poids, avait fourni par avance le complément du traitement mécanique. La méthode américaine, d'après laquelle l'immobilisation et l'extension continue de la hanche sont réalisées tout en permettant aux malades de marcher, ne paraît pas répondre à un perfectionnement.

Le traitement opératoire a fait de grands progrès depuis trente ans. L'ouverture des abcès, considérée de tout temps comme dangereuse, n'est encore qu'une intervention de nécessité et non de choix. La méthode des ponctions et des injections modificatrices, renouvelée et perfectionnée en France par Verneuil, est le « pansement interne » qui convient le mieux aux abcès tuberculeux de la hanche, puisque par ce moyen on arrive le plus souvent à les guérir sans période fistuleuse.

La résection de la hanche, née il y a plus d'un siècle (Charles White 1769, Vermandois 1786), a été acceptée longtemps à l'étranger et surtout en Angleterre, avant d'entrer dans la pratique des chirurgiens français. La statistique de L. Le Fort (1860) a contribué à la vulgariser. A une période plus récente, on a fait de la résection aseptique un traitement de choix de la coxalgie au début. Cet usage abusif de la résection a été abandonné même en Allemagne où il avait pris naissance ; et l'opération, devenue beaucoup moins grave, a aujourd'hui son indication limitée et précise dans le traitement de la coxotuberculose compliquée de fistules articulaires.

Enfin, après un échec de la résection, la thérapeutique opératoire fournit encore un moyen de sauver la vie du malade par la désarticulation de la hanche. La statistique ancienne de Stephen Smith, qui montre 16 guérisons, sur 52 cas, donne une idée exagérée de la gravité de l'opération au moins dans le jeune âge. Ollier, J. Shuter, Ashhurst ont montré que la désarticulation de la hanche, appliquée comme une dernière ressource dans le traitement de la coxalgie, amène une guérison presque inespérée dans un grand nombre de cas. Sur six de nos malades opérés dans les conditions les plus défavorables, quatre ont survécu.

COXALGIE

CHAPITRE PREMIER

ANATOMIE PATHOLOGIQUE

Siège primitif des lésions tuberculeuses : os, synoviale. Localisation
sur la tête et sur le col du fémur, sur la cavité cotyloïde. Modes
d'envahissement de l'articulation. Lésions de la synoviale.

Lésions osseuses à une période avancée, distinguées en deux variétés : lésions tuberculeuses proprement dites, ulcération compressive.

Lésions tuberculeuses à distance. Troubles trophiques des os du
membre.

Altérations des parties molles. Abcès tuberculeux ; leurs variétés de
siège : antérieurs, postérieurs, intra-pelviens. Abcès articulaires et
abcès non articulaires.

Luxations pathologiques : définition, degrés, variétés.

Parties molles : muscles, lymphatiques, téguments.

SIÈGE PRIMITIF DES LÉSIONS

La tuberculose de la hanche commence d'habitude par
les os ; le début par la synoviale est exceptionnel : telle
est l'opinion généralement admise. Elle s'appuie sur
l'étude de pièces anatomiques recueillies chez des sujets

qui ont succombé à la période initiale de la coxotuberculose.

On ne doit invoquer à cet égard que les cas dans lesquels l'examen a porté successivement sur la synoviale,
sur la tête fémorale et sur le cotyle; les os doivent être
inspectés à la surface et ensuite divisés en coupes minces;
c'est le plus souvent dans leur épaisseur qu'on découvre
le foyer tuberculeux primitif.

Nombre d'auteurs ont autrefois signalé des lésions
inflammatoires de la synoviale comme phénomènes de
début, sans faire mention de l'état des os. On ne peut rien
conclure de ces observations incomplètes.

A une époque où la résection hâtive de la hanche était
en faveur, quelques chirurgiens ont cru rencontrer des
exemples de tuberculose primitive de la synoviale
(Kœnig). Mais, en pareil cas, la démonstration est encore
incomplète, la résection ne permettant d'examiner minutieusement que les parties enlevées.

Seules les autopsies de la coxotuberculose au début
fournissent des éléments d'une réelle démonstration.
Lannelongue a publié quatre observations de cet ordre :
dans chacun de ces cas, le foyer tuberculeux siège sur la
tête du fémur. Dans un cinquième, fait plus récent,
observé aussi dans le service de Lannelongue, l'examen
minutieux de l'articulation ne révélait d'abord d'autre
lésion qu'une légère congestion localisée sur la synoviale
de l'arrière-cavité du cotyle. Du côté de la tête du fémur,
on ne découvrait qu'un amincissement du cartilage articulaire en haut et en arrière. On finit par apercevoir sur
la cavité cotyloïde près de son arrière-cavité une petite
tache jaunâtre, au niveau de laquelle le cartilage était
détruit sur une étendue de trois à quatre millimètres.
Le foyer, du volume d'un petit pois, était rempli de

matière caséeuse. Le plus souvent, on pratique plusieurs coupes des extrémités osseuses avant d'arriver sur la tache jaunâtre ou la petite caverne représentant la lésion primitive.

On verra dans la suite que certaines formes d'altérations tuberculeuses des os, observées même à la période ultime, plaident encore en faveur de l'origine osseuse de l'affection.

S'il est démontré par les faits les mieux observés que les os sont généralement le siège primitif de la tuberculose, nous n'en concluons pas que la synoviale ne puisse être prise en premier lieu. Nous pensons au contraire qu'il en est ainsi dans certaines circonstances spéciales, par exemple chez quelques sujets atteints simultanément de tuberculose aiguë de plusieurs articulations, véritable granulie articulaire. Une fille de huit ans a été prise en quelques mois de tuberculose des deux genoux, des deux poignets, du coude droit, du cou-de-pied droit et de la hanche gauche. Les os étaient indemnes aux deux genoux et à la hanche malade. Plusieurs os du carpe étaient au contraire en partie détruits.

LÉSIONS PRIMITIVES DES OS. SIÈGE. FORME PROGRÈS

Le foyer tuberculeux primitif semble siéger à peu près aussi souvent sur la cavité cotyloïde que sur l'extrémité fémorale. La forme des altérations osseuses, à une période avancée de la maladie, fournit des arguments à l'appui de cette opinion, ainsi qu'on le verra dans la suite. Par contre, on ne peut quant à présent invoquer l'examen des pièces de coxotuberculose récente ; ces pièces sont trop peu nombreuses.

Du côté du fémur, toutes les parties de l'extrémité épiphysaire, tête, col, grand trochanter, peuvent être affectées primitivement, et la lésion est au moins aussi souvent profonde que superficielle. La cavernule à contenu caséeux, ou l'ilot d'infiltration jaunâtre, se trouve quelquefois dans l'épaisseur de la tête fémorale, sous le cartilage articulaire ou près du cartilage de conjugaison ; plus souvent on le rencontre à la surface et surtout dans l'épaisseur du col fémoral.

Un foyer sous-périostique du col envahit rapidement les parties molles adjacentes et spécialement la synoviale. Au contraire une cavernule, profondément cachée dans l'épaisseur du col, reste à l'état latent pendant une assez longue période, qu'on peut sans exagération évaluer à plusieurs mois, d'après ce que l'on sait de la lenteur habituelle des lésions tuberculeuses développées sur une région visible, sur la peau par exemple ; une petite gomme dermique ou sous-dermique met souvent plusieurs mois soit à s'ouvrir à l'extérieur, soit à guérir sans ouverture. Les choses ne se passent pas autrement dans les os.

Un foyer tuberculeux, situé au milieu du col, ne se manifeste par des troubles cliniques qu'après avoir atteint, en s'élargissant, la surface de l'os. Alors se développe suivant les cas soit une arthrite, soit un abcès extra-articulaire. Cette dernière éventualité se produit lorsque le foyer siégeant à la base du col ou dans le grand trochanter s'agrandit vers l'extérieur. L'articulation peut rester saine malgré l'apparition d'un abcès tuberculeux à la région trochantérienne. Les observations de cette espèce sont les moins fréquentes.

L'envahissement de la hanche par un foyer tuberculeux de la tête ou bien du col a lieu à travers le cartilage articulaire ou à travers le périoste du col. Le cartilage diarthrodial de la tête offre rarement la perforation à l'emporte-pièce qui permet à une cavernule tuberculeuse du fémur de déverser son contenu dans la cavité articulaire. On découvre beaucoup plus fréquemment sur le col un cul-de-sac, profond de deux à dix et même quinze millimètres et contenant un séquestre ou de la matière caséeuse et quelquefois l'un et l'autre. Cette cavité s'ouvre dans l'articulation à travers le périoste du col.

L'arthrite survient parfois, croyons-nous, avant qu'une communication évidente, facile à constater, se soit établie entre la caverne caséeuse ou le nid à séquestre et la cavité articulaire. Par exemple, un foyer trochantérien qui a déjà donné lieu à un abcès extra-articulaire peut plus tard être l'origine d'une arthrite tuberculeuse de la hanche, bien qu'on ne découvre pas toujours à l'œil nu une chaine continue de lésions, allant du grand trochanter à l'articulation. L'irritation inflammatoire et même l'envahissement bacillaire peuvent précéder la destruction du tissu osseux que l'on constate sur les pièces anatomiques de la période avancée.

Nous avons dit que l'os iliaque était fréquemment le siège du foyer tuberculeux primitif. Dans l'exemple que nous en avons cité, la lésion avait pris naissance dans la mince couche de tissu osseux répondant à la partie centrale du cotyle. Le cartilage articulaire avait été perforé secondairement et le contenu caséiforme de la petite caverne s'épanchait librement dans la cavité de la hanche. L'enfant n'avait éprouvé que les signes habituels du début de la coxalgie. Les altérations légères de la synoviale de l'arrière-cavité, les seules manifestes, étaient consécutives.

L'os iliaque peut d'ailleurs être affecté en différents points : au niveau de l'arrière-cavité, au niveau des sourcils cotyloïdiens ou même à quelque distance de la hanche.

LÉSIONS DE LA SYNOVIALE AU DÉBUT DE L'ARTHRITE.

Primitive ou consécutive, l'infection de la synoviale commence généralement par les extrémités de cette membrane, au niveau de son point de réflexion sur le col, sur l'arrière-cavité, etc. Une zone plus ou moins étendue de rougeur congestive se développe avec un léger gonflement et, en même temps, on peut parfois apercevoir dans la partie atteinte un petit groupe de granulations tuberculeuses; plus souvent on ne trouve que le tissu des fongosités.

LÉSIONS DES CARTILAGES ET DES OS
A UNE PÉRIODE AVANCÉE

Lorsque la coxotuberculose n'est plus à la période de début, et qu'elle a passé par différentes phases cliniques qui ont duré en général un, deux, trois ou quatre ans, on trouve des altérations anatomiques, très variables quant aux détails, mais pouvant presque toujours être facilement distinguées en deux variétés : d'une part, les altérations produites directement par le processus propre à la tuberculose; d'autre part, les altérations de cause mécanique. Les lésions tuberculeuses proprement dites ne paraissent à première vue être soumises à aucune loi dans leur mode d'extension; l'ulcération des surfaces osseuses qui en résulte, procédant avec la même irrégularité que le lupus sur la peau, est formée d'un ensemble de dépressions et de loges remplies de caséum, de fongosités ou de séquestres. Le développement des altérations d'origine mécanique se fait au contraire d'une manière régulière et en quelque sorte invariable : la tête fémorale et le cotyle s'ulcèrent sur les points où ils se compriment réciproquement.

Chez certains sujets les déformations mécaniques des surfaces se montrent d'une manière presque exclusive, tandis que chez d'autres ce sont les lésions tuberculeuses proprement dites qui prédominent. L'association en proportions diverses des deux sortes d'altérations est d'ailleurs le fait habituel.

Lésions tuberculeuses proprement dites. — L'action directe du processus tuberculeux produit sur l'extrémité fémorale et sur le cotyle les déformations les plus variées et les plus irrégulières.

La tête et le col du fémur, et quelquefois aussi une partie de la diaphyse, sont altérés dans leur structure et dans leur forme extérieure. Des coupes, pratiquées au couteau suivant le conseil de Lannelongue, font découvrir dans leur épaisseur des taches d'infiltration tuberculeuse, des cavernules, des séquestres. Ces foyers sont les uns clos de toutes parts, les autres ouverts plus ou moins largement à la surface de l'os. Une petite dépression remplie de caséum à la surface du col ou du grand trochanter est souvent l'ouverture d'une galerie plus ou moins profonde et comblée également de débris tuberculeux. Avec ce genre de lésions, la forme du col peut être conservée : d'autres fois, sa surface se trouve ulcérée si profondément qu'il est réduit à un moignon informe, n'ayant plus aucun des caractères de l'état normal. Enfin peut venir sa destruction partielle et même complète, le détachement d'un séquestre volumineux, qui comprend tout ce qui reste de la tête.

Avant ce terme extrême, le tissu spongieux du col subit un travail d'ostéite raréfiante, de telle sorte qu'assez souvent on l'écrase entre les doigts et qu'on le coupe au couteau sans aucune difficulté. Une couche de fongosités l'enveloppe d'habitude sur toute sa circonférence. Il arrive parfois que le cartilage articulaire se trouve décollé par une couche de tissu fongueux, développée à la surface du tissu osseux sous-jacent. Détaché en partie ou même en totalité, il forme dans quelques cas un véritable séquestre cartilagineux.

Du côté de la cavité cotyloïde, les lésions tuberculeuses revêtent un aspect non moins frappant. Le processus ulcéreux joue le rôle principal. La surface du cotyle prend une configuration très irrégulière, elle est constituée par un groupe de fossettes plus ou moins larges, plus ou moins profondes, creusées sans ordre, les unes en avant ou en arrière dans le sourcil cotyloïdien, les autres au milieu de la cavité. Les parties spongieuses de l'os iliaque sont surtout exposées à ces ulcérations. Fréquemment on trouve une excavation s'enfonçant de dehors en dedans dans l'épaisseur du pubis, une autre excavation pénétrant en arrière dans l'ischion; on en rencontre aussi, il est vrai, sur tous les points du cotyle.

C'est à cette ulcération tuberculeuse et non point, comme on a paru le croire, à la compression que sont dues les perforations du cotyle. Une perforation déterminée par la compression de la tête fémorale répondrait au point de contact de cette tête avec l'os iliaque; elle serait vraisemblablement unique. Or ce n'est pas ce qu'on observe. Le cotyle est souvent perforé à son centre ou à sa partie inférieure alors que la tête du fémur est luxée en haut. La perforation est souvent multiple, plusieurs foyers tuberculeux ayant ulcéré la paroi osseuse de dehors en dedans; le fond du cotyle est alors découpé comme une rosace ou, suivant une autre comparaison, comme une broderie. Chaque auteur en cite des exemples (V. fig. 1, p. 17).

Il n'est pas rare que l'on trouve à la face interne de la cavité pelvienne, en face du cotyle, un relief sensible, dû à l'hyperostose; il semble que le fond du cotyle se soit reculé de dehors en dedans. La surface convexe ainsi formée en dedans du bassin est le siège habituel des perforations.

On verra dans la suite que le processus tuberculeux, poursuivant plus loin son envahissement du côté du bassin, produit quelquefois des abcès intra-pelviens.

Lésions mécaniques, ulcération compressive. — Les altérations osseuses d'origine mécanique résultent de la compression exercée par la tête du fémur sur l'os iliaque. Lannelongue s'est attaché à les décrire sous le nom d'ulcération compressive, comme Volkmann sous le nom de décubitus ulcéreux.

L'immobilisation des surfaces articulaires dans une position déterminée et la pression continue qu'elles exercent l'une sur l'autre sont les conditions pathogéniques invoquées. Elles ont une action réelle, favorisée d'ailleurs par les altérations de structure des cartilages et des os.

La clinique nous montrera que dès le début de la coxalgie, la hanche malade est fixée par la contracture musculaire dans une attitude déterminée, à peu près constante : flexion, abduction et rotation en dehors. Il en résulte que la partie supérieure de la tête fémorale presse

d'une manière continue sur la partie supérieure et postérieure de la cavité cotyloïde. C'est au niveau des surfaces
soumises à un rapport constant et à une pression continue
que se produit l'ulcération compressive.

La compression est donc la cause la plus directe des
altérations mécaniques : le fait paraît évident ; mais elle
n'entre pas seule en jeu, ou plus exactement elle n'exerce
une action ulcérative que grâce à une circonstance complémentaire, l'inflammation des différentes parties de la
hanche. Je n'en donnerai qu'une preuve indirecte. La
hanche est aussi bien fixée par la contracture musculaire,
d'une manière continue et souvent pendant une période
fort longue, dans la coxalgie hystérique que dans la coxotuberculose. Or, dans l'hystérie, la hanche n'étant le siège
d'aucune infection, les surfaces articulaires restent habituellement indemnes. L'infection tuberculeuse au contraire altère la structure des cartilages et des os. C'est la
condition complémentaire qui, jointe à la compression,
détermine l'ulcération des surfaces.

Cette altération est remarquable par l'uniformité de sa
marche et de son aspect. Elle commence de bonne heure,
dès la période initiale de l'affection, par l'amincissement
des cartilages. A l'état normal, le revêtement cartilagineux offre son maximum d'épaisseur un peu au-dessus
du centre de la tête et vers la partie supérieure du cotyle,
c'est-à-dire au niveau des parties qui doivent supporter
les plus grandes pressions durant la marche. Dès le début
de la coxotuberculose, les cartilages, légèrement modifiés
par l'inflammation, s'amincissent à la partie supérieure
de la tête fémorale et en même temps à la partie supérieure et postérieure du cotyle. On en juge bien en
enfonçant la pointe du scalpel successivement en différents points du revêtement cartilagineux ; on apprécie de

cette manière la résistance, l'élasticité et aussi l'épaisseur

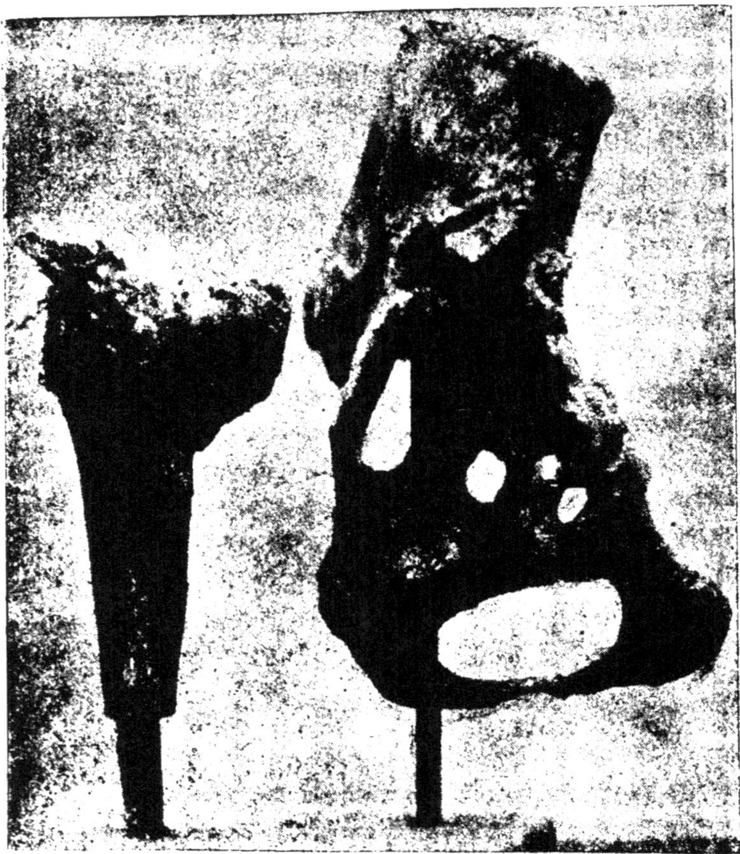

Fig. 1. — Os iliaque et fémur altérés par la coxotuberculose.

La cavité cotyloïde, élargie par des ulcérations tuberculeuses de forme
irrégulière, offre quatre perforations. L'extrémité du fémur placée
sur la figure au niveau de la place qu'elle occupait lorsqu'elle
adhérait à l'os iliaque, est déformée. La tête fémorale est presque
entièrement détruite. Sur la face antérieure du col on aperçoit
l'entrée d'un cul-de-sac pénétrant dans l'épaisseur de l'os, trace
d'un foyer tuberculeux rempli de matière caséeuse.

des cartilages. La portion amincie se révèle bientôt par

un changement de couleur, elle prend une teinte bleuâtre, plus foncée; le tissu osseux semble apparaître par transparence. Plus tard, il est dénudé.

Peu à peu la tête fémorale s'aplatit en haut; après qu'elle a perdu son cartilage, l'os s'ulcère à son tour, puis c'est le quart, la moitié et enfin la totalité même de la tête qui disparaît par résorption. La tête détruite, le col peut aussi être atteint en partie ou en totalité par l'ulcération compressive.

Du côté du cotyle, le même travail destructeur s'opère par le même mécanisme et suivant la même marche : amincissement du cartilage en haut et en arrière, dénudation puis ulcération du sourcil cotyloïdien, d'abord superficielle et ensuite profonde, enfin abrasion complète de la saillie du sourcil cotyloïdien.

D'une part, la tête du fémur, en s'ulcérant, perd sa forme sphérique et son volume se réduit progressivement. D'autre part, la cavité cotyloïde s'agrandit en haut en prenant une forme allongée et elliptique. La brèche ouverte dans le sourcil cotyloïdien loge ce qui reste de la tête fémorale. La partie inférieure du cotyle, ayant perdu ses rapports avec le fémur, se remplit de fongosités.

Les deux variétés précédentes d'altérations osseuses tiennent d'habitude une place assez distincte pour qu'il soit facile de faire la part aux unes et aux autres. Il en est ainsi presque toujours à l'examen des pièces anatomiques provenant de cas peu avancés. La destruction partielle du cartilage et même l'ulcération des os au niveau des surfaces qui se correspondent et se compriment d'une part et, d'autre part, les nids tuberculeux superficiels ou profonds, siégeant sur la tête ou sur le cotyle, en tout cas loin des parties soumises à la compression, sont des altérations d'ordre différent; le fait est manifeste. La même distinction peut encore le plus sou-

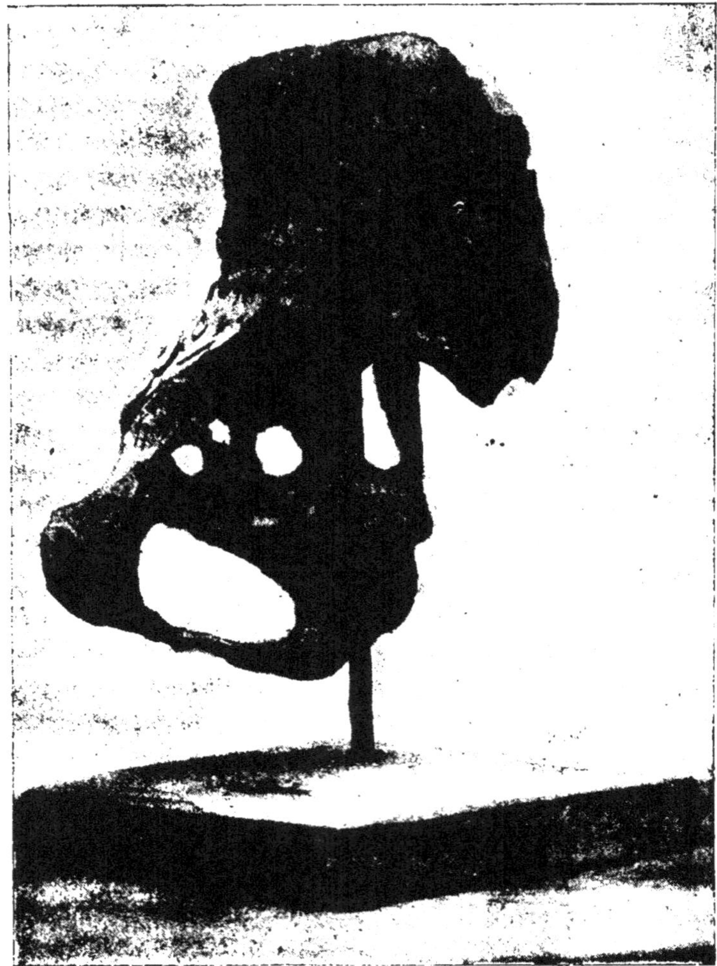

Fig. 2. — Os iliaque de la figure 1, vu par sa face interne.
On aperçoit les quatre perforations du cotyle.

vent être établie à la période ultime de la coxotuberculose ;

en ce cas, cependant, les lésions des os sont souvent si étendues que l'on reconnaît difficilement par quel processus telle ou telle partie du squelette articulaire a été détruite. On rencontre encore sur une même pièce des lésions tuberculeuses comme les cavernes incluses dans le col, comme les culs-de-sac résultant de l'ouverture de ces cavernes, comme les ulcérations irrégulièrement creusées en différents points du cotyle, et des lésions compressives d'étendue variable, mais toujours avec la même forme et le même siège caractéristiques.

Les termes extrêmes des lésions destructives sont, du côté du fémur, la disparition complète de la tête et du col; du côté de l'os iliaque, la perforation du cotyle et l'abrasion du sourcil cotyloïdien. Parfois le col du fémur est détruit si complètement que l'on voit la face interne de la diaphyse se continuer avec la face interne du grand trochanter sans interruption.

La perforation du cotyle n'est pas généralement, ne serait même jamais, suivant notre observation, une lésion d'origine mécanique : elle est produite par l'ulcération tuberculeuse proprement dite. Sur 9 perforations que nous avons eu l'occasion d'examiner sur le vivant ou à l'autopsie, 5 fois il n'y avait qu'un orifice. 4 fois il y en avait deux ou trois. Nous avons déjà dit que les ulcérations profondes ou les perforations siègent au centre, à la partie inférieure du cotyle ou plus fréquemment sur ses bords antérieur et postérieur. En ces deux derniers points, l'orifice de la perforation ne se dirige pas directement vers l'axe du bassin, il se porte obliquement soit en avant vers le trou ovale, soit en arrière vers l'épine sciatique. Je n'ai pas vu de perforation de l'os iliaque au-dessus du cotyle, dans la région du sourcil cotyloïdien détruit mécaniquement.

Nous ne voulons pas dire que la tête déformée ne puisse à la rigueur se trouver en rapport avec une large perforation centrale du cotyle, ni qu'elle ne puisse même en quelque sorte pénétrer par l'orifice jusqu'à la cavité pelvienne. Mais cette disposition est exceptionnelle.

Les lésions d'origine mécanique affectent parfois une forme différente de celle qu'avec les auteurs nous avons décrite comme type habituel. J'ai examiné cette année deux hanches, affectées de coxotuberculose suppurée et fistuleuse, sur lesquelles on ne voyait point l'ulcération compressive localisée sur la partie supérieure de la tête fémorale et sur la région correspondante du cotyle. La tête fémorale, qui conservait sa forme presque normale, était dépouillée à peu près complètement de son carti-lage; il n'en restait que quelques débris irréguliers à la périphérie. Du côté du cotyle, même caractère général des lésions. La cavité était notablement agrandie, mais d'une manière à peu près égale dans toutes les directions; le sourcil cotyloïdien restait partout très saillant, plus saillant même en apparence qu'à l'état normal. La cavité avait donc une configuration régulièrement hémisphé-rique et les altérations de la hanche rappelaient en quelque sorte, par leur disposition générale, les lésions de l'arthrite déformante. La tête fémorale remplissait incomplètement le cotyle.

LÉSIONS OSSEUSES A DISTANCE

Chez les jeunes sujets, la coxotuberculose amène des troubles de nutrition et de développement sur tous les os du membre inférieur correspondant.

Dans le voisinage immédiat de la hanche malade, l'os iliaque et le fémur peuvent être le siège de lésions tuberculeuses, d'ostéomyélite infectieuse et aussi de troubles nutritifs particuliers.

Il n'est pas rare que les ulcérations tuberculeuses du cotyle se prolongent dans la fosse iliaque externe ou vers l'ischion, ou qu'un foyer tuberculeux isolé se développe à quelque distance de l'articulation. De même on peut rencontrer des îlots d'infiltration tuberculeuse ou des cavernes au-dessous du grand trochanter, dans la partie supérieure de la diaphyse; en pratiquant des coupes longitudinales du fémur sur toute sa longueur, on trouve parfois, dans l'épaisseur de la moelle, des points blancs un peu saillants et tranchant par leur teinte sur la coloration grisâtre du tissu médullaire; ce sont des granulations tuberculeuses disséminées. Il n'y a pas lieu d'insister longuement sur la présence d'un tel semis tuberculeux dans le voisinage du foyer principal. Le même effet se produit fréquemment autour des foyers tuberculeux invétérés, quels que soient le tissu et la région où l'on ait à les étudier.

L'ostéomyélite infectieuse complique assez souvent sous la forme chronique la coxotuberculose suppurée et fistuleuse. La cavité articulaire étant devenue un terrain de culture pour les microbes les plus variés de la suppuration, les extrémités osseuses, déjà ulcérées, semblent se trouver dans des conditions très favorables à l'infection pyogène. Celle-ci se produit effectivement mais d'une manière lente, sans signes cliniques spéciaux. La fosse iliaque d'une part, l'extrémité du fémur d'autre part augmentent d'épaisseur et l'on trouve à l'examen direct une couche épaisse d'os nouveau recouvrant l'os normal. On comprend qu'un acte opératoire, comme la résection ou un curettage, puisse sur des sujets ainsi affectés être parfois suivi d'une poussée aiguë d'ostéomyélite, et même

d'abcès sous-périostiques à distance, bien qu'on ait pris
des précautions antiseptiques sévères. Nous en citerons
des exemples à propos du traitement. Quoi qu'il en soit,
l'hyperostose parfois considérable que l'on rencontre sur
l'os iliaque ou sur le fémur doit être attribuée à l'infection pyogène beaucoup plus qu'à la tuberculose. Une
hyperostose de notable volume est tout à fait exceptionnelle dans l'arthrite tuberculeuse sans abcès. Elle se
produit après l'établissement des fistules. On doit en tout
cas retenir ce fait que l'ostéomyélite infectieuse vient
s'ajouter au processus tuberculeux. Nous aurons à ,evenir
sur cette question pour expliquer la persistance des fistules après les résections faites trop tardivement.

TROUBLES TROPHIQUES DES OS DU MEMBRE ATTEINT

En se plaçant à un point de vue tout différent, on
trouve dans la coxotuberculose ancienne, quelle que soit
sa forme, des troubles remarquables de nutrition et de
développement. Les os longs du membre malade, fémur,
tibia, péroné, métatarsiens, phalanges, sont atrophiés.
Le diamètre de leur diaphyse est réduit d'un quart, d'un
tiers et même davantage. De plus leur canal médullaire
n'est nullement rétréci, on le trouve aussi large, sinon
plus large, que sur les mêmes os du côté sain, qui sont
beaucoup plus épais. Il s'ensuit que du côté de la
coxalgie, le cylindre de tissu compact des os longs est
réduit à une couche fort mince. Si l'on ajoute que le
canal médullaire se prolonge anormalement dans les
extrémités épiphysaires dont le tissu spongieux est atrophié et réduit à un réticulum sans résistance, on a réuni
toutes les causes de la fragilité des os sur un membre
atteint de coxalgie. On devra user de ménagements dans

la pratique du redressement brusque et redouter l'emploi d'une force considérable, si l'on veut éviter les fractures.

L'accroissement des os en longueur est ralenti comme l'accroissement en épaisseur. Le tibia est de 5 à 25 millimètres moins long du côté malade que du côté sain, il en est de même pour le fémur et pour les os du pied. On reviendra sur ce point en étudiant cliniquement le raccourcissement du membre dans la coxalgie.

En résumé, la coxotuberculose exerce une action atrophiante sur tous les os du membre inférieur : raréfaction du tissu spongieux des épiphyses, atrophie du tissu compact sur les diaphyses et aussi sur les épiphyses, diminution de l'accroissement en épaisseur et de l'accroissement en longueur. On pourrait se demander quel est le mécanisme pathogénique de ces troubles trophiques d'origine articulaire, mais la même question sera discutée à propos des atrophies musculaires.

Le tableau des modifications du bassin consécutives à la coxotuberculose viendrait naturellement se joindre ici à ce que nous avons dit du squelette du membre inférieur. Mais comme elles n'ont d'intérêt qu'au point de vue des accouchements, leur histoire sera ajoutée au pronostic éloigné de l'affection.

LÉSIONS DES PARTIES MOLLES

La tuberculose de la hanche ne produit pas d'hydarthrose. Nombre d'auteurs ont fait jouer un rôle à l'épanchement articulaire pour expliquer tantôt un allongement hypothétique du membre, tantôt la position anormale qu'il prend, tantôt même la luxation de la hanche. Toutes ces interprétations, purement théoriques, tombent devant ce fait qu'à l'examen direct on trouve que le prétendu épanchement articulaire fait entièrement défaut ou n'existe qu'en quantité insignifiante. On n'a pas à en tenir compte.

Le tissu fongueux, ou tissu néoformé sous l'influence de l'irritation bacillaire, apparaît le plus souvent, avons-nous dit, à une période où les os sont depuis longtemps déjà le siège d'un ou de plusieurs foyers tuberculeux. Il se montre dans la jointure par envahissement de proche en proche ; c'est ce qui arrive quand une lésion tuberculeuse du col devenue superficielle altère par contact le périoste, puis la synoviale articulaire. La cavité de la hanche est parfois aussi atteinte en quelque sorte d'emblée, lorsque le foyer tuberculeux des os arrive à l'articulation à travers le cartilage diarthrodial. Enfin la tuberculose primitive est de la synoviale possible, quoique rarement démontrée.

Les fongosités s'accumulent d'abord de préférence au niveau des culs-de-sac de la synoviale, dans le repli synovial qui entoure la limite de la partie articulaire du col, dans l'arrière-cavité du cotyle.

Elles se répandent ensuite irrégulièrement sur toutes les parties vasculaires, recouvrant le manchon synovial et apparaissant même à la surface des os dépouillés de leur cartilage.

La capsule fibreuse, envahie à son tour par le tissu fongueux ou plutôt transformée elle-même en tissu fongueux sur certains points, perd une partie de sa résistance physique en même temps qu'elle cesse de servir de limite au foyer tuberculeux de l'articulation.

Des prolongements de ce foyer s'étendent en dehors

de la capsule : telle est l'origine habituelle des abcès tuberculeux périarticulaires.

ABCÈS TUBERCULEUX

Les abcès tuberculeux de la coxotuberculose ont pour la plupart une origine articulaire. Par exception un foyer tuberculeux du col fémoral ou du grand trochanter peut aussi être le point de départ d'un abcès indépendant de l'articulation, que celle-ci soit d'ailleurs indemne ou qu'elle soit malade.

Ce n'est pas ici le lieu de rappeler le mode de développement des abcès tuberculeux en général. Cette question est d'ailleurs maintenant vulgarisée, grâce surtout aux travaux et à l'enseignement de Lannelongue. Pour ce qui est des abcès de la coxotuberculose, on peut avancer qu'ils se portent de leur origine vers l'extérieur en suivant pour ainsi dire toutes les directions. D'après nos observations, la capsule est perforée plus souvent en avant qu'en arrière. En avant la perforation a lieu en général dans le voisinage du cul-de-sac inférieur de la synoviale près des insertions de la capsule sur le col fémoral, moins souvent en haut près du sourcil cotyloïdien ou en dedans près du petit trochanter ; en arrière elle peut se faire sur tous les points, dans l'intervalle des tendons qu'on y trouve, pyramidal, obturateurs interne et externe.

Abcès antérieurs. — La marche des abcès est manifestement influencée par les dispositions anatomiques de la région. On en trouve à chaque instant la preuve. Le tendon du muscle psoas-iliaque n'est jamais traversé par les abcès; leur trajet passe sur ses bords externe ou interne, ou bien, disposition moins fréquente mais intéressante à connaître, il remonte sous sa face profonde et arrive dans la fosse iliaque interne. Les abcès, nés de la face antérieure de l'articulation, se développent les uns dans la cuisse, abcès cruraux, les autres dans la fosse iliaque, abcès iliaques.

Les abcès cruraux sont antéro-externes ou antéro-internes. Leur situation en dehors ou en dedans n'est pas toujours en rapport avec le lieu de leur origine : un abcès communiquant avec l'articulation en dehors du psoas peut se porter vers la partie interne de la cuisse, et réciproquement un abcès primitivement interne arrive quelquefois sous la peau de la face externe de la cuisse. Toutefois cette disposition croisée est la moins fréquente. Habituellement la poche d'un abcès se forme à peu de distance de son lieu d'origine.

Les abcès antéro-externes, issus de l'articulation entre le tendon du psoas et le grand trochanter, se montrent immédiatement au-devant de cette origine, c'est-à-dire au-dessous de l'épine iliaque antéro-supérieure. Mais une aponévrose épaisse, le fascia lata, les empêchant d'arriver de suite sous la peau, ils s'étendent de haut en bas dans l'espace angulaire limité en dedans par le couturier, en dehors par le tenseur du fascia lata, et atteignent assez rapidement une longueur de 5, 10, puis 15 centimètres, tout en restant assez étroits dans le sens transversal. Leur forme est donc celle d'un ellipsoïde plus ou moins allongé, et leur grand axe dirigé verticalement passerait en se prolongeant en haut par l'épine iliaque antéro-supérieure. Ces collections en rapport en arrière avec le triceps fémoral et supérieurement avec la capsule articulaire dans l'intervalle du psoas et du petit fessier sont recouvertes en avant par le fascia lata. Elles peuvent perforer cette aponévrose sur tous les points de leur hauteur et assez souvent sur plusieurs points successivement. Lorsque la peau elle-même a cédé, on a sous les yeux une fistule ou une série de fistules situées très souvent sur une ligne verticale passant par l'épine iliaque antéro-supérieure. Il importe de retenir qu'une fistule ouverte sur le bord antéro-externe de la cuisse, à quelque hauteur que ce soit, remonte sous l'aponévrose jusqu'à la capsule articulaire en dedans du grand trochanter.

Telle est la disposition la plus fréquente des abcès antéro-externes. On a vu plus haut que les abcès nés en dehors du psoas peuvent se porter de dehors en dedans : ils se montrent en effet parfois dans le triangle de Scarpa, directement au-devant de l'articulation, plus souvent au-dessous; ou bien, continuant leur trajet, ils viennent apparaître sur le bord interne de la cuisse.

Les abcès, nés de l'articulation en dedans du tendon du psoas, se développent d'habitude dans l'épaisseur de la masse musculaire des adducteurs et y forment des collections volumineuses, qui viennent s'ouvrir sur le bord interne du membre à une hauteur variable, souvent dans le pli génito-crural, d'autres fois plus bas jusque vers le milieu de la cuisse. Nous avons vu quelques-uns de ces abcès internes arriver à la face externe de la cuisse après avoir traversé les couches profondes du triceps.

Quelques abcès antéro-internes se développent immédiatement au-dessous de l'arcade crurale en dedans des gros vaisseaux, après avoir traversé le muscle pectiné. La fistule qui suit leur ouverture est l'une des plus persistantes que l'on observe. Elle ne guérit que très tardivement.

Nous avons dit que parfois un trajet suit la face profonde du psoas iliaque et remonte jusqu'à la fosse iliaque interne.

Cette variété est peu fréquente. Il est possible que la bourse séreuse du psoas, au niveau de laquelle la capsule très mince habituellement peut même offrir une perforation, soit parfois infectée et trace le chemin de l'abcès vers la fosse iliaque ; aucun fait ne nous a fourni la démonstration directe de cette hypothèse. Les abcès iliaques, après avoir pris un développement plus ou moins considérable, s'ouvrent au-dessus de l'arcade crurale tantôt en dehors tantôt en dedans des vaisseaux iliaques.

Assez fréquemment la collection s'est développée à la fois ou successivement de bas en haut vers la fosse iliaque, et d'arrière en avant dans la région crurale ; elle forme alors une sorte de bissac dont les deux renflements iliaque et crural sont réunis par une portion rétrécie répondant à l'arcade crurale.

Abcès postérieurs. — Les abcès postérieurs forment des collections pouvant occuper toutes les parties de la région fessière et s'ouvrant directement après avoir traversé les muscles de la région. Il en résulte qu'on rencontre des fistules sur tous les points de la fesse ; l'une des plus fréquentes et des plus remarquables de ces fistules est celle que l'on observe à la partie supérieure et postérieure du grand fessier près de l'épine iliaque postéro-supérieure.

Les abcès fessiers ont parfois des prolongements étendus vers la face externe de la cuisse au-dessous du grand trochanter, ou vers la face postérieure. Chez un de nos malades un abcès postérieur descendait jusqu'au creux poplité.

En résumé, les abcès articulaires de la coxotuberculose se développent en avant ou en arrière de la hanche.

Les abcès antérieurs peuvent être distingués en externes, internes et supérieurs ou iliaques.

Les abcès postérieurs siègent à la fesse, à la face externe ou à la face postérieure de la cuisse. On peut, dans la plupart des cas, d'après la situation d'un orifice fistuleux, indiquer assez exactement quelle est la direction du trajet qui lui fait suite et en quel point il arrive à l'articulation. Il y a cependant des causes d'erreur : un abcès de la face antéro-externe de la cuisse provient le plus souvent de la face antérieure de la hanche, mais quelquefois aussi de la face postérieure. La méprise est de peu d'importance. Il y a au contraire un certain intérêt à distinguer à première vue certains abcès qui ne sont pas d'origine articulaire ; nous allons voir que cela est parfois possible.

Abcès non articulaires. — Il ne peut être question de décrire ici tous les abcès tuberculeux provenant des os voisins de la hanche, il s'agit seulement ceux qui sont en rapport avec la coxalgie. Parmi ces abcès, les plus importants sont les abcès trochantériens et les abcès du petit bassin.

Une lésion du grand trochanter, accompagnant une coxotuberculose ou même l'ayant produite par propagation, peut être l'origine d'un abcès indépendant de la cavité articulaire. Les collections de cette espèce affectent une disposition simple; elles se forment et s'ouvrent le plus souvent dans la région trochantérienne, d'autres fois fusent à quelque distance du côté de la cuisse. On devra explorer et quelquefois même inciser la fistule pour acquérir la certitude qu'il ne s'agit pas d'une lésion articulaire.

L'absence de troubles articulaires permet au contraire de présumer l'origine exclusivement trochantérienne d'une collection tuberculeuse.

Certains abcès du petit bassin naissent sur la face interne de l'os iliaque au niveau du cotyle perforé ou non perforé. Le plus souvent l'envahissement du petit bassin a lieu directement à travers une perforation. C'est ce que nous avons observé dix fois depuis un an. Mais un abcès peut aussi se développer au même niveau sans perforation proprement dite : le fait est beaucoup plus rare.

Quoi qu'il en soit, les abcès intra-pelviens, plus souvent en réalité d'origine articulaire, restent localisés un certain temps dans le petit bassin en rapport avec la vessie ou avec le rectum ; ils peuvent même s'ouvrir dans l'une de ces cavités. S'ils s'étendent à distance, ils suivent soit une direction ascendante, soit une direction descendante. Dans le premier cas, ils remontent dans la fosse iliaque interne et s'ouvrent au-dessus de l'arcade fémorale. Dans le deuxième cas, ils traversent le plancher périnéal et se montrent au voisinage de l'orifice anal et donnent naissance finalement à une variété de fistule à l'anus d'origine ostéopathique. L'ouverture fistuleuse est trop éloignée de l'anus pour qu'on s'arrête à l'idée d'une fistule d'origine ano-rectale ; elle en est d'autre part trop rapprochée pour qu'on la confonde avec une fistule fessière allant à la hanche en dehors du bassin. Cependant l'exploration directe est nécessaire pour établir le diagnostic anatomo-pathologique. Un stylet arrive aisément par le trajet sur la face interne de l'ischion. Cette recherche est faite sans difficulté aucune sur les malades et donne des résultats utiles à la clinique.

Les abcès du petit bassin peuvent encore se porter en arrière vers la grande échancrure sciatique et donner lieu à une collection fessière.

LUXATIONS PATHOLOGIQUES

En étudiant les altérations mécaniques de la coxotuberculose, on a vu que, dans l'attitude la plus habituelle de la cuisse au début de l'affection, la cavité cotyloïde s'ulcère à sa partie supérieure et s'agrandit ; la tête du fémur s'ulcère également en haut, s'aplatit et diminue de volume.

Lorsque ces lésions ont acquis un certain degré de gravité, la tête du fémur déformée et diminuée se loge en partie dans une échancrure pathologique occupant la place du sourcil cotyloïdien. A ce premier degré d'ascension de la tête, Lannelongue donne le nom d'empiètement.

Un peu plus tard, la tête est située moitié dans la cavité cotyloïde normale, moitié au-dessus, le sourcil cotyloïdien étant détruit presque entièrement : c'est le chevauchement (Lannelongue).

Enfin, l'ascension du fémur augmentant encore, tout contact cesse entre le cotyle normal qui s'est rempli de fongosités et la tête fémorale qui, plus ou moins déformée et détruite, a passé au-dessus du sourcil cotyloïdien. Le fémur est poussé de bas en haut par la contracture des muscles qui vont du bassin à la cuisse. Tel est le mécanisme habituel de la luxation pathologique de la hanche dans la coxalgie.

Le mot luxation, imposé par l'usage, exprime mal l'état anatomique de la hanche. Une luxation en effet consiste en un changement de rapport entre les surfaces articulaires : cette définition, qui convient aux cas traumatiques dans lesquels le déplacement est toute la lésion, devient impropre si on l'applique aux altérations complexes de la hanche dans la coxalgie.

Le déplacement des surfaces sur lequel les auteurs insistent trop exclusivement n'est ici qu'un fait consécutif et je dirais presque un fait de second ordre.

Ce qui fait la gravité des altérations de la hanche, à la période dite de luxation, c'est moins le déplacement lui-même que l'altération destructive des os qui l'a préparé et produit.

Si les surfaces avaient simplement perdu leurs rapports normaux, réduire la luxation pourrait être une opération simple sinon facile. Mais le sphéroïde de la tête est déformé partiellement ou entièrement détruit; la cavité hémisphérique du cotyle offre une large brèche qui a laissé glisser l'extrémité fémorale. Avec cet état, on conçoit encore qu'il soit à la rigueur possible parfois de ramener la tête à sa place normale, mais on conçoit moins par quel moyen elle y sera solidement fixée.

Quoi qu'il en soit, on devra distinguer deux variétés de luxations ou de déplacements suivant le degré : luxation incomplète, luxation complète. Dans la luxation incomplète, la tête fémorale reste en contact avec la partie supérieure du cotyle normale et avec la brèche du sourcil cotyloïdien. Dans la variété complète, elle a quitté entièrement la surface articulaire pelvienne et se met en rapport avec la fosse iliaque externe, révétue de son périoste.

Cette distinction n'est pas sans intérêt. Si la coxalgie guérit avec une luxation incomplète, la tête du fémur finit le plus souvent par contracter des adhérences avec l'ulcération cotyloïdienne : il reste une ankylose fibreuse. Dans la luxation complète la tête se sépare entièrement du cotyle, et chacune des surfaces se répare isolément. La cavité cotyloïde s'oblitère, la tête fémorale se cicatrise au milieu des tissus de la fesse, en général sans former une articulation nouvelle avec l'os iliaque; elle devient même souvent très mobile : nous avons décrit cette terminaison sous le nom de pseudarthrose flottante. Entre l'ankylose fibreuse serrée et la pseudarthrose flottante, on peut du reste observer toutes les nuances intermédiaires.

On peut aussi classer les déplacements de la hanche d'après leur direction : luxation iliaque, ischiatique, pubienne, obturatrice. Chacune de ces variétés de luxation est en rapport avec une position anormale déterminée de la cuisse pendant les premières périodes de la coxotuberculose.

La plus fréquente de ces positions anormales étant la flexion avec abduction et rotation légère en dehors, il s'ensuit que la tête se déplace le plus souvent en haut et en arrière : la luxation iliaque est la plus fréquente. Dans ces luxations d'un degré avancé et spécialement dans la variété complète, la tête fémorale peut occuper toutes les situations entre le voisinage de l'épine iliaque antéro-inférieure et le voisinage de la grande échancrure sciatique.

Rarement elle descend plus bas, sur l'ischion. Nous avons observé un malade chez lequel la tête fémorale

était superficiellement située en dedans de l'épine iliaque
antéro-inférieure au niveau du bord antérieur du pubis :
luxation prépubienne ou sus-pubienne.

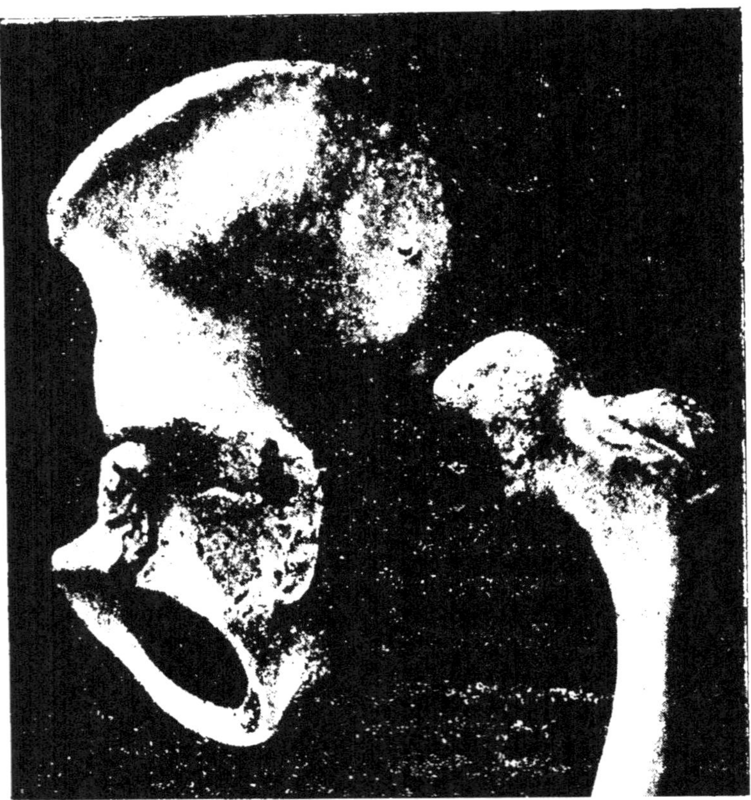

Fig. 3. — Os iliaque et fémur dans un cas de coxotuberculose
guérie avec luxation très mobile. Les trois pièces de l'os iliaque
sont indépendantes, le cartilage en Y ayant été conservé. La tête
du fémur est creusée sur sa moitié inférieure d'une face concave
qui se trouvait en rapport avec le bord supérieur du cotyle altéré.

Enfin, dans certains cas, le membre étant porté dans
une abduction extrême, la tête glisse de dehors en dedans

vers le trou ovale. Les auteurs en citent quelques exemples (Jalaguier[1]). Nous croyons en avoir un cas sous les yeux, bien qu'il soit difficile sur le vivant de juger du degré des déplacements de la tête en dedans.

On a aussi appelé luxation la pénétration de la tête fémorale dans le bassin à travers une large perforation du cotyle. Plusieurs observations anciennes pourraient en être réunies. Cependant ce déplacement est beaucoup plus rare que ne l'est la perforation de la cavité cotyloïde. Dans aucun des neuf cas de cette dernière lésion, que nous avons observés, la tête n'était située en face de l'orifice cotyloïdien; elle était constamment placée plus haut. Cette disposition est la règle habituelle.

ALTÉRATIONS DES PARTIES MOLLES
AU VOISINAGE DE LA HANCHE

Les muscles sont atrophiés autour de la hanche malade, spécialement dans les régions de la fesse et de la cuisse. Lorsque l'affection est ancienne, tous les muscles du membre sont plus ou moins profondément atteints. Le volume de chaque muscle est diminué et on constate histologiquement un amincissement des fibres musculaires. A une période tardive et surtout au voisinage de la hanche, les muscles ne sont pas seulement atrophiés, ils subissent une véritable dégénérescence. Les cloisons conjonctives sont épaissies et les éléments musculaires, atrophiés, renferment de nombreuses granulations graisseuses.

1. Jalaguier, *Revue d'Orthopédie*, 1892.

Les gros vaisseaux sanguins sont en général sains. A la période de cachexie, la veine fémorale peut être oblitérée par le processus spécial de la phlegmatia alba dolens.

Les lésions du système lymphatique avaient peu frappé les chirurgiens jusqu'à Lannelongue. Notre maître a montré que les ganglions de l'aine et ceux de la fosse iliaque sont à peu près constamment altérés. « La chaîne adénopathique qui commence dans le triangle de Scarpa remonte plus ou moins haut dans la fosse iliaque, quelquefois jusqu'à la colonne vertébrale. »

L'altération ganglionnaire offre des caractères variés : tantôt c'est un simple gonflement des ganglions, tantôt on trouve dans leur épaisseur des éléments tuberculeux plus ou moins apparents, démontrant que l'infection bacillaire peut suivre le chemin des lymphatiques. Lannelongue a fait dessiner une pièce remarquable sur laquelle on voit le péritoine de la fosse iliaque, parsemé de granulations tuberculeuses au-devant d'une chaine de ganglions tuberculeux, symptomatiques d'une coxotuberculose. On verra quelle importance peuvent avoir les altérations ganglionnaires pour établir le diagnostic clinique à la période initiale de la maladie.

CHAPITRE II

ÉTUDE CLINIQUE

I. Étiologie. — La coxalgie est une localisation tuberculeuse, primitive ou secondaire. Constitution des malades. Sources et portes d'entrée de l'infection tuberculeuse : hérédité, contagion, lait, rougeole, coqueluche, etc.

Localisation sur la hanche ; influence des fonctions mécaniques de la hanche. Traumatisme.

Âge. Deuxième enfance, âge adulte.

II. Symptomes. — Première période. Douleur subjective, douleur à la pression, claudication, limitation des mouvements, atrophie musculaire, engorgement ganglionnaire.

Deuxième période. — Attitude vicieuse. Douleurs spontanées modifiées par la marche et le repos. Cri nocturne. Douleurs à la pression. Troubles trophiques : peau, tissu adipeux, muscles, os.

La coxotuberculose est une infection de la hanche par le bacille tuberculeux.

Dans le plus grand nombre des cas, c'est une localisation tuberculeuse qui paraît primitive et qui reste unique. Autrement dit, on ne découvre le plus souvent ni avant la coxotuberculose, ni pendant son évolution aucune autre affection tuberculeuse extérieure ou viscérale. Toutefois les exceptions sont loin d'être rares. On voit, en effet, parfois la coxalgie survenir chez un sujet déjà attteint d'un mal de Pott, d'une affection tuberculeuse du genou, du poignet, du cou-de-pied, d'un lupus ou d'une série de gommes sous-cutanées. D'autres fois la tuberculose primitive de la hanche est au contraire suivie d'une ou de plusieurs manifestations tuberculeuses extérieures ou viscérales : la méningite tuberculeuse est, croyons-nous, l'une des plus fréquentes de ces affections consécutives.

Il n'est pas très rare que les deux hanches soient prises l'une après l'autre. Nous avons vu sept cas de ces coxalgies doubles à Berck depuis un an. Nous observons en ce moment un jeune garçon, vu aussi antérieurement par notre maître M. Kirmisson ; cet enfant a été atteint successivement de coxalgie droite, puis de coxalgie gauche, en troisième lieu de tuberculose du poignet droit, en quatrième lieu de tuberculose du coude gauche. La série s'est complétée en un an environ. Les deux coxalgies et l'affection du poignet se sont compliquées d'abcès. Les viscères sont restés indemnes et l'état général est aujourd'hui excellent. Ces faits très complexes sont exceptionnels. La tuberculose de la hanche est le plus souvent une localisation qui reste isolée.

On ne peut rien dire de précis sur la prédisposition des sujets. Longtemps on a enseigné que la coxalgie était une affection des scrofuleux. Rien n'est moins vrai si l'on s'en rapporte au tableau vulgaire de la scrofule : lésions superficielles des muqueuses de la face, fissures et gonflement des lèvres, blépharite chronique, coryza, adénite cervicale, etc.

La coxalgie survient très souvent chez des enfants qui offraient jusque-là toutes les apparences d'une belle santé. A chaque instant on voit, dans une famille de plusieurs enfants vigoureux et nés de parents qui ne peuvent être soupçonnés d'infection bacillaire, l'un quelconque de la série être pris de coxotuberculose alors que rien ne le faisait prévoir.

Ce n'est pas à dire, il s'en faut, que la prédisposition individuelle ou héréditaire ne joue parfois un rôle manifeste : le père, la mère ou un ascendant moins proche est mort phtisique ou atteint de tuberculose externe ; deux ou plusieurs frères ou sœurs sont à la fois tuberculeux. Deux coxalgiques, actuellement traités à l'Hôpital maritime, sont issus de parents qui ont aussi séjourné autrefois à Berck pour des affections tuberculeuses externes. L'hérédité, quel que soit son mode d'action, qu'il s'agisse d'une transmission congénitale du bacille tuberculeux, ou bien d'une contagion produite après la naissance, l'hérédité a une part restreinte mais non douteuse dans l'étiologie de la coxotuberculose.

D'autres circonstances, favorisant l'infection tuberculeuse et pouvant en être considérées comme la cause déterminante, sont souvent faciles à retrouver. L'enfant a été confié à une nourrice tuberculeuse dont le lait peut contenir des bacilles ; le lait d'une vache tuberculeuse peut être parfois incriminé ; ou bien on apprend que l'enfant a contracté une rougeole, une coqueluche, ou bien une scarlatine, quelques mois avant les premiers symptômes de la coxalgie. Ces affections, qui peuvent paraître banales à cause de leur fréquence et souvent de leur peu de gravité, n'en préparent pas moins le terrain à l'infection bacillaire, si même, suivant une autre formule, elles n'ouvrent pas une porte à cette infection, sur quelque point de l'appareil respiratoire ou de l'appareil digestif.

Quant à expliquer la localisation coxale, rien n'est moins aisé. Les conditions mécaniques de la hanche ne sont pas indifférentes : on observe cent tuberculoses de la hanche pour une de l'épaule. C'est que, suivant la remarque de Lannelongue, la hanche supporte le poids du corps sur une surface étroite, tandis qu'à l'épaule le membre supérieur au lieu de presser sur le scapulum y est suspendu par sa racine. L'explication a une réelle valeur. Mais alors pourquoi la tuberculose de la hanche est-elle beaucoup plus fréquente que celle du cou-de-pied qui lui aussi supporte le poids du corps?

Les chutes, les coups sur la hanche sont souvent invoqués par les parents ou par les malades eux-mêmes. On ne peut en général accorder une grande importance à ce genre de renseignements. Le traumatisme est une circonstance que l'on croit toujours trouver comme antécédent, lorsqu'on le cherche avec l'idée de lui faire jouer un rôle pathogénique. Parfois cependant, le traumatisme a été manifeste et important, et il s'est produit à une période telle qu'on est amené à se demander comment il a pu exercer une influence. Il ne crée pas l'infection tuberculeuse, mais rien n'empêche d'admettre qu'il puisse localiser cette infection. Un sujet, déjà porteur du bacille, prend une coxotuberculose après une chute sur la hanche. Cette chute a eu lieu plusieurs semaines ou plusieurs mois avant les premiers symptômes de la coxalgie. Le résultat expérimental de Schüller, qui a pu localiser la tuberculose par des traumatismes sur les animaux, trouve ainsi sa reproduction en clinique.

Si, dans nombre de cas, une recherche minutieuse fait retrouver dans les antécédents des malades les données tout au moins probables de l'étiologie, on est obligé de reconnaître que le plus souvent on reste dans l'incertitude, et l'histoire de la coxalgie commence alors avec les symptômes.

On observe cette affection à tous les âges. Elle est surtout fréquente dans l'enfance.

Bien que la tuberculose congénitale soit scientifiquement démontrée, aucun des faits rapportés comme exemples de coxalgie congénitale, publiés jusqu'à présent, ne paraît appartenir à la tuberculose.

Plusieurs cas de coxotuberculose ont été observés dans le cours de la première année (Crocq, Brodie, Lannelongue).

Avant deux ans, la coxalgie est rare. Entre cinq et dix ans, elle offre son maximum de fréquence. Jusqu'à la fin de l'adolescence, elle est assez commune. On la rencontre de moins en moins chez l'adulte, à mesure qu'il avance en âge.

Une statistique de Lannelongue, comprenant cent cas chez les enfants, montre la répartition suivante selon l'âge :

> de 1 à 2 ans, 5 cas;
> de 2 à 5 ans, 20 cas;
> de 5 à 10 ans, 54 cas;
> de 10 à 15 ans, 21 cas.

A la hanche comme sur toute autre région du squelette, la tuberculose est une affection surtout de la période de développement. A partir du commencement de l'âge adulte, elle devient de plus en plus rare.

Si le jeune âge est une condition favorable à l'infection tuberculeuse, et spécialement à la coxotuberculose, c'est que d'abord les tissus dans le jeune âge et plus particulièrement le tissu osseux des épiphyses à la période de croissance se laissent plus facilement infecter à la période de croissance que dans un âge plus avancé. De plus les circonstances prédisposantes agissent plus constamment sur les jeunes sujets. Il suffit de citer l'usage du lait d'une nourrice tuberculeuse ou d'une vache infectée et l'intervention de la rougeole, de la coqueluche et de la scarlatine.

SYMPTOMES

On décrit habituellement trois périodes cliniques :

1° Une période de début.

2° Une deuxième période, caractérisée par la fixation de la hanche dans une attitude déterminée.

3° Une troisième période, commençant avec les abcès et la luxation.

PÉRIODE DE DÉBUT

Rien n'est à négliger dans l'examen des malades au début de la coxotuberculose, car il est à la fois difficile et important d'établir un diagnostic certain à cette période.

Les deux premiers symptômes susceptibles d'éveiller l'attention sont la claudication et la douleur; ils se présentent d'abord sous une forme assez vague, de sorte qu'ils peuvent rester un certain temps inaperçus ou paraître sans importance.

Modes de début. — Certains malades prennent une allure ressemblant à de la fatigue : un jeune enfant, qui commençait à marcher, réclame obstinément qu'on le porte sur les bras. Un autre enfant, d'un âge plus avancé, se tient à l'écart des jeux de ses camarades et fuit les exercices physiques. Les parents ont remarqué une démarche un peu anormale, sans soupçonner aucune affection déterminée. La claudication même apparaît après une marche un peu longue; du reste la fatigue vient plus vite que d'habitude. Enfin d'autres malades éprouvent au niveau de la hanche, plus souvent au niveau du genou, des douleurs plus ou moins vives, trop peu accentuées en général pour nécessiter le repos.

Par exception, la douleur initiale peut se montrer bruyamment. Un jeune garçon de six ans, considéré comme sain jusque-là, est réveillé au milieu de la nuit par un accès douloureux qui dure plusieurs heures ; la hanche est le siège d'une extrême sensibilité. Le même accès s'est reproduit plusieurs fois, en général durant la nuit. L'interprétation de ces douleurs a paru difficile d'abord ; mais nous avons vu apparaître les signes d'une arthrite, puis les symptômes caractéristiques de la coxotuberculose. Ce début aigu doit être considéré comme rare. La coxotuberculose commence d'habitude si obscurément, que les malades sont souvent arrivés à un état grave au moment du premier examen médical.

Cependant le moindre trouble fonctionnel, la moindre douleur de la hanche, imposent le devoir d'explorer méthodiquement la région et aussi d'examiner le malade en entier.

Douleur. — La douleur accusée par le malade peut siéger à la hanche, au genou, quelquefois au niveau des deux régions à la fois. Lorsqu'elle affecte la hanche, elle est généralement sourde, obscure et permet aux malades de marcher avec une légère claudication. La douleur du genou est plus vive, les malades s'en plaignent le jour en marchant, et aussi la nuit ; le repos au lit l'exaspère même fréquemment. Elle a fait croire souvent à une affection rhumatismale du genou. Renseigné par l'expérience, on doit constamment avoir présente à l'esprit la possibilité d'une coxalgie, en présence d'un sujet qui accuse une douleur de la hanche ou du genou, sans signes physiques manifestes.

La douleur à la pression donne des indications beaucoup plus précises. L'exploration du genou chez un coxalgique ne provoque pas de douleurs même lorsque le malade se plaint de souffrir au niveau de cette articulation.

Le meilleur moyen d'explorer la sensibilité de la hanche consiste à exercer des pressions directement sur la jointure. Le membre étant placé en extension, on porte les doigts successivement :

1° En avant, dans le pli de l'aine, immédiatement en dehors des vaisseaux fémoraux ; on sent là un relief répondant à la tête du fémur recouverte par le psoas.

2° En dedans, derrière la saillie des adducteurs à une faible distance de la branche ischio-pubienne ; ce point répond à la face interne de la hanche.

Pour examiner sa face postérieure, on fléchit la cuisse et on la porte en adduction de manière à rendre la tête fémorale plus accessible, puis on presse en arrière et au-dessus du grand trochanter ; à moins d'un embonpoint très marqué, on distingue la saillie de la tête.

Toutes ces pressions doivent être exercées doucement, sans aucune brusquerie, mais en même temps avec une certaine force, l'articulation étant profonde. Pour gagner la confiance du malade, surtout si c'est un enfant, et pour lui permettre de mieux apprécier les sensations éprouvées, il est utile d'examiner successivement et de la même manière les deux hanches, en commençant toujours par le côté sain. A cette précaution, on peut joindre celle de presser d'abord loin de la hanche, en différents points, avant d'arriver directement sur elle. En procédant avec cette prudence et en revenant à plusieurs reprises sur la recherche de chaque point douloureux, on parvient presque toujours à se rendre un compte exact de l'état normal ou anormal. La douleur, accusée directement par les malades assez âgés pour l'analyser, est indiquée avec une précision presque aussi démonstrative par les différentes nuances des cris des jeunes enfants.

En cas de résultat positif, on trouve un, deux ou plusieurs points douloureux.

On a beaucoup préconisé autrefois la recherche de la douleur par la pression ou par la percussion indirectes de la hanche. Un choc était produit sur le grand trochanter, sur le genou en flexion, ou sous le talon, le membre étant en extension. Cette percussion indirecte de l'articulation peut être douloureuse en cas d'arthrite, mais c'est un procédé d'examen fort infidèle.

Claudication. — La claudication peut être tout d'abord intermittente : chez un malade reposé, elle fait souvent défaut ; la fatigue la ramène. Pour peu qu'elle soit sensible, on relève aisément ses caractères. La cuisse du côté malade exécute avec une certaine raideur son oscillation de chaque pas ; ses mouvements sont incomplètement libres ; à un degré un peu plus marqué, elle fait corps avec le bassin et se meut avec lui, mais on est alors loin du début.

Le malade marchant sur un plancher sonore, les deux pas successifs ont une inégale durée, et les deux pieds font un bruit différent. Le pied du côté malade se pose plus doucement après une oscillation plus longue. Inversement le pied du côté sain touche le sol plus lourdement avec une sorte de précipitation, et il reste plus longtemps posé. L'oreille saisit facilement cette inégalité dans le rythme des pas. C'est aussi en écoutant plutôt qu'en regardant le trot d'un cheval qu'on distingue une légère claudication (signe du maquignon).

La douceur plus grande du poser et la durée plus courte de la foulée (temps d'appui) du côté malade sont des caractères communs à la plupart des claudications; la raideur de la hanche est plus spéciale aux affections de cette jointure.

Après la marche, la station mérite d'être examinée. Le malade, mis debout sans appui, se pose de lui-même sur le membre sain dans l'attitude hanchée. Si on l'invite à se tenir également sur les deux pieds, il peut le faire; mais qu'on le laisse en cet état, il ne tarde pas à reprendre l'attitude hanchée sur le membre sain. Ce symptôme a été observé par divers auteurs; Lannelongue, qui lui accorde une certaine importance, l'appelle volontiers le signe de l'épreuve. En effet le malade, placé debout, à l'épreuve, montre de lui-même le signe en question.

Mouvements de la hanche. — Dans les cas très légers, les symptômes précédents, à peine marqués, peuvent laisser de l'incertitude. L'étude directe des mouvements de la hanche trompe rarement.

Le malade étant couché sur un plan résistant, sur un matelas dur ou mieux sur une table, dans le décubitus dorsal, une main, de préférence la main droite, saisit l'une des jambes, tandis que l'autre main est appliquée soit sur l'épine iliaque antéro-supérieure du côté correspondant, soit sous la région lombaire. La main qui tient la jambe imprime successivement à la cuisse toutes les variétés des mouvements, tandis que l'autre main indique si le bassin reste immobile ou s'il suit les mouvements de la cuisse.

Comme dans la recherche de la douleur, on peut examiner d'abord les mouvements de la hanche saine, afin que le malade se familiarisant avec ce genre d'exploration cesse d'opposer à chaque mouvement la résistance des muscles. Ensuite chaque mouvement du côté malade est comparé avec le même mouvement du côté sain. La flexion, l'adduction, l'abduction et l'extension sont ainsi passées en revue. En même temps qu'on fléchit la cuisse sur le bassin, on fléchit la jambe sur la cuisse. Pour explorer l'adduction et l'abduction, on met la jambe en demi-flexion, puis on porte le genou alternativement en dedans et en dehors. Une différence même légère entre la hanche malade et la hanche saine est d'une appréciation facile. Pour l'abduction en particulier, la plus minime résistance des muscles adducteurs devient manifeste.

Le décubitus dorsal nous a paru peu favorable à l'examen de l'extension de la hanche, lorsque ce mouvement n'est que très légèrement modifié. Nous faisons alors coucher le malade sur le ventre et, saisissant d'une main successivement chacune des jambes, mise en demi-flexion, nous portons l'extension de la cuisse à son extrême limite, tandis que l'autre main posée sur le sacrum maintient le bassin appliqué sur la table. Avec ce procédé, un léger trouble de l'extension, difficile à démontrer dans le décubitus dorsal, ressort avec évidence.

Cette série d'explorations est complétée par l'examen des mouvements de rotation.

Les détails précédents nous ont paru indispensables en raison de l'importance qu'offre l'étude des mouvements imprimés ou passifs. Dès le début de la coxalgie, l'étendue de chaque mouvement ou de certains mouvements est limitée. On le voit presque toujours pour l'abduction, pour la flexion et aussi pour l'extension, si l'on emploie le procédé que nous indiquons.

Lorsqu'il s'agit d'un jeune enfant, quelques chirurgiens ont conseillé de le soulever par les aisselles et de le tenir ainsi suspendu, pendant qu'on touche ou qu'on excite légèrement les deux pieds. Le membre du côté sain s'agite, celui du côté malade reste à peu près immobile.

Ce procédé ne fournit pas un résultat précis comme l'étude directe des mouvements.

Atrophie musculaire. — Le système musculaire est toujours atteint de bonne heure : dès l'époque où l'on commence à trouver quelques troubles articulaires, l'amincissement et l'atrophie des muscles de la fesse et de la cuisse sont évidents. Ces deux régions sont aplaties par suite de l'affaissement des reliefs musculaires. L'excitabilité des muscles est partiellement abolie. De même les mouvements réflexes sont diminués, le pincement ou la percussion des muscles provoque plus difficilement des réflexes. La couche cutanée elle-même ne tarde pas à se montrer épaissie et légèrement infiltrée. Le pli formé par le pincement de la peau est plus épais du côté malade que du côté sain.

Engorgement ganglionnaire. — Lannelongue insiste avec beaucoup de raison sur l'engorgement ganglionnaire de l'aine. On trouve presque constamment, dès le début de la coxalgie, un ou deux ganglions du volume d'une noisette, au niveau ou un peu au-dessus de l'arcade de Fallope, en dedans ou en dehors des vaisseaux iliaques. D'autres fois, les ganglions tuméfiés siègent plus bas, dans le triangle de Scarpa. Ici encore il est utile d'examiner comparativement les deux aines. Les ganglions engorgés sont indolents ou à peine sensibles à la pression. Leur présence a une signification clinique d'une grande importance. Tous les symptômes précédents servent seulement à établir le diagnostic d'une arthrite ; ils n'en indiquent pas la nature ; l'adénite froide et chronique de l'aine paraît plus spéciale à l'arthrite tuberculeuse.

Après l'examen de la région de la hanche, on doit chercher sur toutes les parties du corps, et dans les viscères, les manifestations tuberculeuses que l'on peut y rencontrer, afin de confirmer le diagnostic de la nature de l'affection.

DEUXIÈME PÉRIODE

Les symptômes décrits comme appartenant à la première période se retrouvent à la seconde période sous une forme plus grave : telles sont les douleurs spontanées, la douleur à la pression, la limitation des mouvements, la claudication, les troubles trophiques. Le tableau se complique de symptômes nouveaux.

Attitude vicieuse. — On est frappé de l'attitude vicieuse du malade. Celui-ci debout se tient dans l'attitude hanchée sur le membre sain. Du côté de la coxalgie, la cuisse est fléchie, le genou également fléchi est éloigné de la ligne médiane et la pointe du pied, tournée en dehors. En regardant le sujet de profil, on peut voir au premier coup d'œil que la région lombaire est anormalement cambrée, la fesse du côté de la coxalgie, saillante, et l'épine iliaque antéro-supérieure, abaissée et portée en arrière. La hanche est en flexion de 20, 45, 90 degrés et même davantage, en abduction de 15 à 45 degrés et en rotation externe.

Pour déterminer exactement le degré de déviation de la cuisse, on place le malade comme à la première période, dans le décubitus dorsal, sur un plan horizontal et résistant. Le membre sain est maintenu dans l'extension pendant l'examen du membre malade. Tout d'abord on applique celui-ci sur le plan de la table, à côté du membre sain, si cela est possible.

En même temps qu'on abaisse ainsi la cuisse, le bassin suit le même mouvement, en tournant autour de son axe

·bi-coxal et l'ensellure lombaire augmente au point de

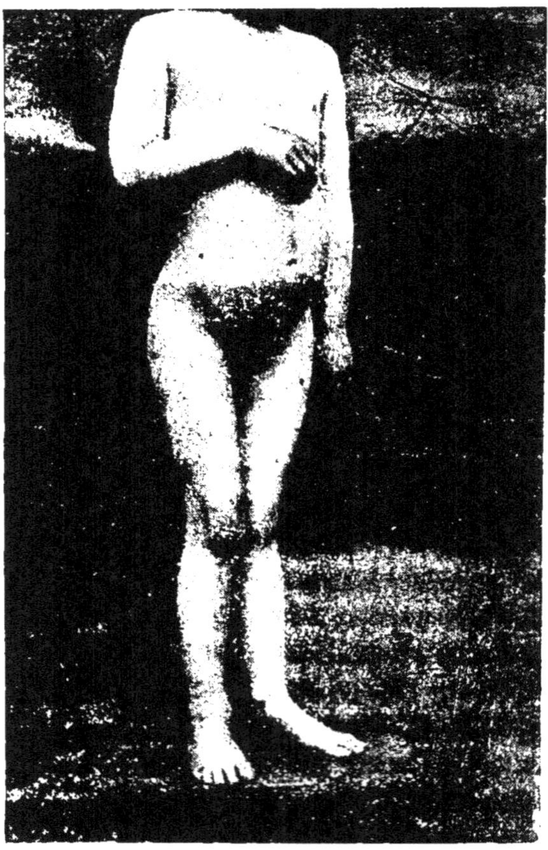

Fig. 4. — Coxotuberculose du côté droit à la deuxième période. La cuisse droite légèrement fléchie est portée en abduction. Le pied est tourné en dehors.

laisser entre la table et les lombes un passage libre pour la main.

Lorsqu'on ramène vers la ligne médiane le membre fixé en abduction, on imprime au bassin un mouvement de rotation autour de son axe antéro-postérieur ; le côté répondant à la hanche malade s'abaisse.

La rotation du membre se traduit par le renversement en dehors de la pointe du pied. Ainsi, lorsque l'on ramène vers l'axe du corps la cuisse fixée en flexion avec abduction et rotation externe par la contracture musculaire, le bassin, qui suit les mêmes mouvements, s'infléchit en avant et s'abaisse du côté malade ; la rotation externe persiste.

Pour mesurer le plus exactement possible la déviation de la cuisse, on doit la placer dans une position telle que le bassin et le tronc tout entier se trouvent *symétriquement* placés sur le plan du lit. On y est arrivé lorsque, le creux sus-sternal, l'ombilic et le milieu de la région pubienne étant en ligne droite et le membre sain normalement étendu, les deux épines iliaques antéro-supérieures se trouvent situées sur une ligne exactement transversale et à une hauteur égale au-dessus du plan du lit. Dans cette attitude, la cuisse forme :

1° Avec le plan du lit un angle longitudinal mesurant la flexion.

2° Avec le plan médian du corps un angle mesurant l'abduction.

Le degré de rotation est indiqué par le renversement du pied en dehors.

Le raccourcissement ou l'allongement du membre à la mensuration ne nous arrêtera pas longtemps. Ces signes sont loin d'avoir l'importance qu'on leur a longtemps attribuée, nous aurons à le démontrer dans la suite. Quoi qu'il en soit, pour mesurer comparativement les deux membres inférieurs, on doit les placer dans une position symétrique relativement au bassin, c'est-à-dire imprimer au membre sain la flexion, l'abduction et la rotation du membre malade. Cette condition remplie, on mesure de l'épine iliaque antéro-supérieure au sommet de la malléole interne ou, si l'on préfère, au sommet de la malléole externe. On ne trouve habituellement aucune différence entre les deux côtés, au moins dans les premiers temps. Si plus tard on trouve le membre malade raccourci, on verra que les causes de raccourcissement sont complexes.

Lorsque l'on rapproche sur le plan du lit les deux membres inférieurs, l'un en abduction, l'autre en adduction, le premier paraît allongé, le second raccourci. Cette proposition qu'on a pris la peine de démontrer autrefois à l'aide de figures tracées géométriquement, se vérifie de la manière la plus simple en portant successivement à droite et à gauche les deux membres inférieurs d'un sujet sain et couché sur le dos. Inutile d'insister. A la deuxième période de la coxalgie, le membre malade étant fixé en abduction paraît allongé lorsqu'on rapproche de lui son congénère. Tel est l'allongement dit apparent à la vue.

Quant à mesurer les deux membres dans une attitude asymétrique et à consigner les résultats, c'est obscurcir sans profit une question déjà assez compliquée.

Tout ce qui précède revient à dire qu'à la deuxième période de la coxalgie, le membre du côté malade est fixé dans une attitude vicieuse, habituellement caractérisée par la flexion, l'abduction et la rotation en dehors. Chacune de ces déviations varie du reste quant au degré d'un sujet à l'autre, selon l'ancienneté de l'affection.

Limitation des mouvements. — En étudiant la position vicieuse, nous avons supposé que la hanche était complètement fixée et les mouvements abolis. Le fait se présente en effet au moment des poussées aiguës ou subaiguës d'arthrite, lorsque les malades sont astreints à la marche. Mais dans des conditions opposées, à la suite d'une période de repos par exemple, il reste une quantité appréciable de mouvements. La flexion peut se faire sur une étendue de 20, 30, 45 et même 90 degrés; de même l'abduction et la rotation sont possibles dans une certaine mesure. On doit procéder à l'exploration des mouvements avec douceur et précaution, éviter toute violence, tout déploiement de force. La moindre douleur que l'on provoque éveille la contracture musculaire et la hanche est immédiatement fixée. C'est dire que la fixation de la hanche est le fait de l'action musculaire. La preuve en est que cette ankylose apparente cède à l'anesthésie chloroformique. Dès qu'on a aboli les réflexes, les mouvements de la hanche reprennent la totalité ou une grande partie de leur étendue. Il n'en sera plus de même dans les cas invétérés; alors l'ankylose musculaire aura fait place à l'ankylose fibreuse.

Douleur. — Les douleurs spontanées offrent de nombreuses variétés d'acuité et de forme. Fréquemment l'histoire des malades est la suivante. Un enfant atteint des premiers symptômes de la coxalgie continue à jouer et à marcher comme de coutume. Vient un moment où les symptômes s'accentuent davantage; la douleur, devenue plus vive, nécessite le repos au lit durant quelques jours, quelques semaines au plus. Elle ne tarde pas à se calmer et le malade se remet à marcher avec ou sans béquilles, en boitant plus ou moins. Une nouvelle poussée douloureuse impose une nouvelle période de repos. Puis l'enfant quitte le lit de nouveau et les mêmes alternatives se reproduisent jusqu'à ce que les accidents s'aggravent et que l'affection se complique d'abcès et de fistules. Telle

est la forme la plus fréquente des phénomènes douloureux.

Un certain nombre d'enfants qui ne sont soumis à
aucun traitement, parcourent toutes les étapes de
l'affection, depuis le début jusqu'à la luxation et les
abcès, sans éprouver une poussée douloureuse assez vive
pour empêcher la marche. L'absence de douleur a même
pu être en pareil cas la cause ou le prétexte de l'absence
de traitement; les faits de ce genre ne sont pas rares.

On peut leur opposer, il est vrai, d'autres cas dans
lesquels la douleur est assez violente pour nécessiter le
repos au lit pendant une longue période.

Chez les malades soumis rationnellement au repos pendant toute la durée de la maladie, la douleur joue beaucoup moins souvent un rôle important; la plupart d'entre
eux ne souffrent à aucune période. Le plus souvent même,
le traitement rationnel, intervenant longtemps après la
période initiale de la maladie, supprime rapidement et
définitivement les phénomènes douloureux.

En tenant compte de toutes ces variétés, on peut dire
d'une manière générale que la douleur, loin d'être spéciale
au début de l'affection, semble toujours prête à se montrer
de nouveau, et avec une intensité et une ténacité plus
grandes.

Cri nocturne. — Aux contractures aussi bien qu'à la
douleur se rattache un phénomène particulier à la coxalgie,
je veux parler de la douleur ou du cri nocturne. Pour
l'observer à Berck, il suffit de parcourir durant les premières heures de la nuit les salles où sont couchés des
groupes de quinze à vingt-cinq coxalgiques. Un, deux, trois
ou quatre de ces malades endormis depuis quelque temps
poussent les uns un gémissement plaintif, les autres un cri

aigu, font quelques mouvements, puis reprennent le cours de leur sommeil à peine interrompu. Assez souvent un malade fait entendre le même cri plusieurs fois à des intervalles d'une ou deux heures. Vers le matin, le repos devient calme, sans aucun trouble. Le cri nocturne ne s'accompagne en général que d'un demi-réveil ; les malades se rendorment immédiatement. Quelques-uns d'entre eux, en état d'analyser leurs souvenirs oneiriques, racontent qu'ils ont constamment dans leur sommeil le même cauchemar. C'est une sensation de chute, de précipitation dans le vide ou bien d'écrasement, pouvant se reproduire plusieurs fois dans une seule nuit et provoquant toujours le même gémissement et le même demi-réveil.

Une seule explication nous paraît rendre compte de ces symptômes, rêve, cri, demi-réveil. A l'état de veille, les muscles contracturés maintiennent l'immobilité de la hanche. Lorsque le malade s'endort, les muscles euxmêmes subissent l'influence relâchante du sommeil. Le membre, qui était fixé dans une attitude anormale, reprenant une partie de sa liberté, et subissant l'influence mécanique de la pesanteur, peut faire un mouvement de petite étendue mais rapide ou même subit. La douleur légère et vaguement perçue, qui s'ensuit, excite un cri réflexe et même réveille le malade un instant. Les muscles reprenant leur vigilance, tout rentre dans l'ordre antérieur. On conçoit que le même phénomène puisse se reproduire plusieurs fois de suite.

On a donné d'autres interprétations du cri nocturne. Cazin pensait que chez les enfants qui présentaient ce symptôme un abcès ne tardait pas à se montrer[1]. Le cri

---

1. Communication orale du Dr Cartier, élève de Cazin.

nocturne correspondrait d'après cette proposition à la période de préparation de l'abcès. Comme il appartient le plus souvent à une période où la coxalgie est douloureuse ou du moins sensible, un abcès peut se développer, mais la coïncidence de cette complication est loin d'être une règle constante. C'est plutôt une exception.

Les douleurs à la pression directe sur les différentes faces de la hanche sont variables comme les douleurs spontanées : vives et superficielles pendant les poussées inflammatoires, elles sont vagues et profondes chez les sujets reposés depuis une longue période et exempts de tout empâtement local. Leur disparition complète est d'un heureux pronostic, bien qu'on n'en puisse conclure à la guérison. Elles sont sujettes à des retours, elles reviennent par exemple quelquefois sur un point où se forme un abcès.

État physique de la région de la hanche. — L'état physique de la région articulaire n'est pas le même dans tous les cas. Chez une partie des malades, on ne trouve, à part les altérations atrophiques, qu'un léger épaississement de la région de la hanche, que l'on apprécie bien en saisissant la hanche à pleine main et en comparant les deux côtés. Les cas de ce genre sont les plus bénins.

Plus souvent une tuméfaction large et diffuse sensible à la vue et au toucher soulève toute la région coxale en avant, latéralement et en arrière. La racine de la cuisse est renflée en gigot.

Quelques auteurs parlent de l'épaississement du grand trochanter. L'expression est doublement inexacte. D'abord on ne trouve presque jamais le grand trochanter augmenté de volume avant la suppuration lorsqu'on a l'occasion de l'examiner *de visu* ; ce sont les parties molles qui sont tuméfiées. Ensuite l'épaississement n'est pas limité à la région trochantérienne, sauf les cas exceptionnels d'abcès du grand trochanter ; il embrasse l'articulation sur la plus grande partie ou sur la totalité de la circonférence de la hanche ; on le trouve en tout cas aussi bien en avant et en arrière qu'en dehors.

Il consiste d'habitude en un empâtement dur, de consistance fibreuse, profondément situé. La peau et les couches sous-cutanées sont indemnes ou,. en cas de poussée aiguë, légèrement infiltrées.

Troubles trophiques. — Les troubles trophiques du membre inférieur, qui ont commencé avec l'arthrite, s'aggravent d'une manière progressive. Au bout d'une période d'un ou deux ans, tous les tissus, toutes les parties du membre sont altérées. L'atrophie musculaire s'accentue de plus en plus, surtout à la fesse et à la cuisse. Les muscles de la jambe sont atteints à un moindre degré.

Les altérations des téguments sont complexes. L'épiderme, souvent sec et squameux, se renouvelle anormalement ; les poils sont généralement plus volumineux et plus longs que du côté sain. Si on pince la peau et le pannicule adipeux sur deux points symétriques des deux membres inférieurs, on trouve une couche plus épaisse du côté de la coxalgie ; de plus, de ce même côté, la souplesse de la couche sous-cutanée est amoindrie par une sorte d'empâtement. Ce signe est très précoce.

Les troubles atrophiques les plus remarquables sont sans contredit ceux du squelette. Les os du membre malade sont, ainsi qu'on l'a déjà vu au chapitre de l'anatomie pathologique, moins épais et moins longs. Je n'oserais dire que le fait soit absolument constant chez les jeunes sujets, mais les exceptions sont très rares dans la coxotuberculose ancienne.

Je me suis attaché à mesurer la longueur du tibia et la longueur totale du pied chez cent coxalgiques. Pour le tibia j'ai mesuré depuis l'interligne articulaire du genou, rendu sensible en fléchissant la jambe sur la cuisse, jusqu'à la pointe de la malléole interne ; ces deux points de repère n'exposent à aucune erreur. Constamment le tibia était de 4 à 20 millimètres plus court que son congénère. De même le pied du côté malade était raccourci de 5 à 15 millimètres.

Au toucher, on sent une différence le plus souvent très marquée entre les deux tibias, quant à l'épaisseur de leur diaphyse : du côté malade, cette épaisseur est réduite d'un quart, d'un tiers, de la moitié même. Même différence d'épaisseur entre les deux fémurs, entre les deux péronés, entre les deux calcanéum, entre les deux séries de métatarsiens. Les orteils eux-mêmes sont moins longs et moins épais du côté malade. Ces altérations osseuses ont été bien observées depuis longtemps par les chirurgiens.

Les auteurs qui se sont occupés des troubles trophiques dans les arthrites aiguës (du genou en particulier), ont insisté presque exclusivement sur les atrophies musculaires qui apparaissent très tôt. L'étude de la coxalgie tuberculeuse montre que tous les tissus du membre subissent la même atrophie, et qu'à la longue le système osseux offre les modifications les plus profondes.

Nous ne voulons insister sur aucune théorie pathogénique. Il semble cependant que l'influence atrophiante de l'arthrite tuberculeuse ne peut s'expliquer autrement que par l'action du système nerveux central. L'articulation est le point de départ d'un réflexe médullaire dont la voie centrifuge se répartit sur tous les nerfs trophiques du membre. Ce mécanisme pathogénique est du reste commun aux arthrites aiguës et aux arthrites chroniques.

Quelques malades, souffrant peu et n'étant soumis à aucun traitement rationnel, peuvent marcher pendant presque toute la durée de leur affection. La claudication est alors proportionnée au degré de déviation du membre malade. En cas de déviation très marquée, flexion à angle droit avec forte abduction, l'usage des béquilles est inévitable. Avec une déformation moindre, nous voyons certains enfants marcher même sans aucun appui. En étudiant les terminaisons de la coxalgie nous aurons l'occasion d'exposer les caractères physiques de la claudication, caractères en rapport avec l'attitude vicieuse de la hanche.

CHAPITRE III

ÉTUDE CLINIQUE (*suite*).

Sᴍᴘᴛᴏᴍᴇs. — Troisième période. Luxation pathologique. Définition.
   Variétés de forme : postérieure, antérieure, etc. Mouvements de
   la hanche luxée, ankylose fibreuse, pseudarthrose flottante.
      Abcès tuberculeux d'origine articulaire. Variétés de siège : an-
      térieurs, cruraux externes, cruraux internes, iliaques ; posté-
      rieurs. Abcès pelviens d'origine cotyloïdienne.
   Abcès tuberculeux indépendants de la hanche.
   Fistules et suppuration.
   Variétés symptomatiques : forme lente, forme hystérique.
   Cas complexes. Coxotuberculose bilatérale. coxotuberculose asso-
      ciée avec le mal de Pott et avec diverses localisations tuber-
      culeuses.

TROISIÈME PÉRIODE

La coxotuberculose pouvant dans les cas heureux guérir
à l'une des périodes précédentes, les accidents de la
troisième période, luxation et abcès, ne surviennent
qu'éventuellement ; ils sont la conséquence habituelle de
l'absence de traitement ou d'un traitement mal dirigé.
Dans certains cas graves, au contraire, on ne peut par
aucun moyen les éviter.

LUXATIONS PATHOLOGIQUES

L'ulcération des surfaces articulaires, qui conduit à la luxation par une progression régulière, a été étudiée précédemment au chapitre de l'anatomie pathologique. Il n'y a pas lieu de revenir sur son mécanisme général. Mais il reste à dire quelques mots des variétés.

On a vu que le processus ulcératif détruisait d'une part la tête du fémur, d'autre part le sourcil cotyloïdien dans le sens de la compression réciproque de ces deux surfaces ; cela ne veut pas dire que la tête et le cotyle soient altérés au même degré et que la déformation, qui s'en suit, soit toujours identique à elle-même. On rencontre au contraire des formes nombreuses.

La tête peut être plus profondément ulcérée que le cotyle et réciproquement. Parfois la tête est détruite entièrement et il ne reste que des traces du col. Le fémur se termine alors en haut par le grand trochanter. Plus souvent la tête fémorale n'est que déformée, mais elle conserve un certain volume et lorsqu'elle est luxée, on peut la sentir, déterminer sa place et son degré de fixité ou de mobilité. D'un autre côté, le sourcil cotyloïdien disparaît souvent par ulcération : la cavité articulaire largement ébréchée se continue directement avec la fosse iliaque externe. C'est le fait le plus fréquent. D'autres fois et spécialement en cas de suppuration et de fistules, un certain degré d'hyperostose accompagne ou mieux précède l'ulcération ; à mesure que la cavité articulaire s'agrandit, le sourcil cotyloïdien se reproduit partiellement sous la forme d'un bourrelet osseux de formation nouvelle, il semble reculer devant l'ulcération.

Enfin on a admis des luxations mixtes, résultant à la fois de la destruction de l'articulation et d'un léger traumatisme : les surfaces sont déformées suivant la forme habituelle et la capsule est affaiblie, lorsqu'un mouvement anormal de la cuisse, qui n'aurait produit aucun désordre sur une hanche normale, vient achever un déplacement tout préparé. Le rôle du traumatisme n'a, sauf rare exception, qu'une importance fort secondaire et surtout il serait difficile de réunir un grand nombre de faits dans lesquels il ait produit une forme spéciale de luxation, susceptible d'un traitement à part. Mais nous avons vu un certain nombre de fois la luxation se produire rapidement chez des sujets astreints à la marche. Dans le cours du processus anatomo-pathologique, tel qu'on le connaît, il arrive un moment où le poids du corps l'emporte sur la résistance de l'articulation et on comprend qu'alors la marche ait pour conséquence l'écartement plus ou moins rapide des surfaces articulaires. Le déplacement a pu se produire entre deux examens successifs. N'est-ce pas en pareille circonstance qu'on a parfois fait intervenir sans beaucoup de raison un traumatisme insignifiant?

Nous distinguerons cliniquement deux types principaux de luxations : luxation en arrière, iliaque ou ischiatique, luxation en avant, ovalaire ou sus-pubienne.

LUXATION EN ARRIÈRE.

Lorsque la luxation en arrière se produit, la position de la cuisse change. La flexion persiste, mais l'abduction se corrige peu à peu et fait place à l'adduction. Cette modification résulte de ce que, le point d'appui que le fémur prend sur le sourcil cotyloïdien disparaissant, la tête s'élève et se porte en arrière ; en même temps et pour la même raison, le genou se déplace de dehors en dedans.

Ce changement de position est le premier symptôme de déplacement. La flexion n'est pas modifiée, l'adduction est substituée à l'abduction.

On a dit que la rotation en dehors de la deuxième période se changeait en rotation en dedans. Le fait est trop inconstant pour qu'il soit considéré comme étant de règle. Sur 34 cas de déplacement plus ou moins marqué de la hanche en arrière, que nous avons examinés, 8 fois, la pointe du pied était tournée en dedans; 14 fois, elle était tournée en dehors; 12 fois, il n'y avait aucune rotation appréciable.

Avec l'abduction, le membre malade, rapproché du membre sain, paraissait plus long; avec l'adduction il paraît plus court. C'est la répétition de l'expérience que nous avons conseillé de faire sur un sujet sain : les deux membres inférieurs étant rapprochés mais portés tous les deux à droite ou à gauche, celui qui se trouve en adduction est le plus court. L'allongement apparent de la seconde période a donc fait place à un raccourcissement apparent.

Les deux signes précédents, adduction et raccourcissement apparent, ne se rapportent qu'indirectement à la luxation, ils ne la démontrent pas.

L'ascension du fémur est indiquée d'une manière directe par la situation du grand trochanter. La ligne droite allant de l'épine iliaque antéro-supérieure à la tubérosité ischiatique, ligne de Nélaton, est le meilleur repère. « Si l'on examine à l'état normal les rapports exacts du grand trochanter avec les diverses saillies osseuses que l'on trouve sur le bassin, on reconnaît que, si le fémur est fléchi à angle droit avec une légère adduction, le sommet du grand trochanter répond à une ligne qui partirait de l'épine iliaque antéro-supérieure pour se rendre à la partie la plus saillante de la tubérosité sciatique, et que cette ligne divise la cavité cotyloïde en deux parties égales. Cette ligne répondant au centre de la cavité cotyloïde pourra facilement servir de guide pour apprécier l'étendue du déplacement. En effet, admettons que la tête du fémur soit venue se placer derrière la cavité cotyloïde, cette ligne, au lieu de répondre au sommet du grand trochanter, correspondra à un point plus rapproché de sa base. L'étendue du déplacement se trouvera donc mesurée par la saillie du grand trochanter en arrière de cette ligne. Nous insistons sur ce signe parce qu'il nous paraît à la fois très propre à faire apprécier avec exactitude les rapports de la tête avec la cavité cotyloïde et parce qu'il est très facile à constater. Il suffit en effet pour cela, après avoir fait fléchir la cuisse à angle droit, d'appliquer un lien sur les deux points que nous avons indiqués, c'est-à-dire sur l'épine iliaque antéro-supérieure et sur la saillie de l'ischion, et d'explorer la région fessière du côté sain et du côté malade pour saisir la différence que présente l'un et l'autre côté. »

Nous ne pouvons mieux faire que de reproduire le texte de Nélaton. Son procédé, décrit pour les luxations traumatiques, est appliqué avec le même avantage aux déplacements de la coxotuberculose. Il donne des résultats certains, surtout lorsque, suivant le précepte de Nélaton, on a la précaution d'examiner comparativement les deux côtés. C'est d'autant plus nécessaire que, si le repère iliaque est évident et facile à déterminer d'une manière invariable, on peut au contraire marquer la tubérosité de l'ischion un centimètre plus en avant ou plus en arrière. En procédant de la même manière des deux côtés, cette cause d'erreur disparaît. On a dit aussi que le grand trochanter dépassait un peu le niveau de la ligne de Nélaton chez les jeunes enfants. Cette notion perd toute son importance diagnostique avec l'exploration bilatérale. Ajoutons encore que pour cet examen les deux membres doivent être placés dans une position symétrique. En effet le grand trochanter s'abaisse et est plus saillant, lorsque le membre est porté en adduction. Il s'élève et en même temps semble s'effacer dans l'attitude opposée.

L'ascension du grand trochanter, qui commence par être à peine appréciable, au-dessous d'un centimètre, atteint fréquemment 15, 20 et même 30 millimètres ; rarement elle dépasse 35 ou 40 millimètres.

On a vu que l'adduction est une cause de raccourcissement apparent (à la vue). L'ascension du grand trochanter augmente la même difformité apparente. Elle se traduit aussi par un raccourcissement à la mensuration (à supposer qu'on puisse mesurer les deux membres dans une position symétrique). Une troisième cause de raccourcissement, aussi bien réel qu'apparent, chez les jeunes sujets, est la diminution de la croissance des os en longueur, dont il a été question précédemment.

Le raccourcissement apparent (à la vue) a donc trois causes : adduction de la cuisse, ascension du grand trochanter, diminution par troubles trophiques de la croissance des os en longueur. Les trois résultats s'additionnant, le talon du côté malade remonte à 3, 4, 6, 7, 8 centimètres au-dessus du talon du côté sain. Nous avons trouvé de 1 à 8 centimètres chez 34 malades qui offraient une ascension évidente du grand trochanter.

A la mensuration, de l'épine iliaque antéro-supérieure à la malléole interne, l'influence de l'adduction n'entre pas en ligne de compte puisqu'on doit placer les deux membres symétriquement ; par suite le raccourcissement ainsi apprécié est moindre. Si cette mensuration offre quelque intérêt scientifique, elle n'a pas d'importance pratique.

Le raccourcissement apparent à la vue, c'est-à-dire la différence de niveau des deux talons, est en réalité celui qui nous intéresse le plus, car c'est lui que l'on retrouve lorsqu'on met le malade debout ; il représente ce que sera la différence de longueur des deux membres inférieurs lorsque le malade marchera. Il se traduira par une claudication proportionnelle. C'est lui que le traitement devra corriger.

On doit savoir quelle est la part qui revient à chacune des trois causes de raccourcissement apparent, que nous avons énumérées. La diminution de longueur des os ne dépasse guère deux centimètres, trois centimètres au plus ; l'ascension du grand trochanter varie entre un et quatre centimètres ; le raccourcissement par adduction atteint deux à quatre centimètres.

Notons dès à présent que la thérapeutique est impuissante contre le raccourcissement par troubles trophiques ; elle agit difficilement sur l'ascension du grand trochanter, lorsque la luxation est un fait accompli et surtout un fait ancien. L'adduction du membre est la cause de claudication, à notre avis, la plus grave, et aussi la plus intéressante pratiquement, puisqu'on peut agir sur elle et qu'on devra s'attacher à la faire disparaître.

Après qu'on a démontré que la tête fémorale est remontée au-dessus et en arrière de son niveau normal, il reste à reconnaître son siège exact. Cette détermination est facile ou difficile, selon l'état des parties molles de la fesse. Lorsqu'un empâtement dur et épais enveloppe toute la région et masque toutes ses saillies, on ne peut sentir directement le relief de la tête fémorale : au contraire celle-ci apparaît évidente au toucher et même à la vue lorsque les muscles fessiers sont simplement atrophiés sans aucune infiltration.

Elle occupe le plus souvent un point de la fosse iliaque : luxation iliaque ; par exception, elle siège beaucoup plus bas, sur la face externe de l'ischion : luxation ischiatique.

Dans la luxation iliaque la tête fémorale est loin de remonter toujours dans la même direction : on la rencontre le plus souvent au-dessus et en arrière de la cavité cotyloïde, c'est-à-dire en un point plus ou moins élevé vers la partie moyenne de la fosse iliaque. C'est le type communément décrit et du reste le plus fréquent. Cependant, chez plusieurs de nos malades, la tête était beaucoup plus rapprochée de l'épine iliaque antéro-supérieure. Nous l'avons trouvée directement au-dessus du cotyle entre cette cavité et l'épine iliaque. D'autres fois elle était placée plus en dehors. Elle peut en somme être luxée sur toutes les parties d'une zone étendue depuis le bord antérieur de l'os iliaque jusqu'à la grande échancrure sciatique. Lannelongue a décrit des cas dans lesquels la tête occupait cette échancrure. Il ne nous a pas été donné de rencontrer cette variété.

Les différentes situations de la tête, au-dessus et en arrière du cotyle (type habituel), plus en avant près de l'épine iliaque antéro-supérieure, ou plus en arrière vers la grande échancrure sciatique, se traduisent par autant de modifications dans la position du membre inférieur.

On dit classiquement qu'avec la luxation iliaque, la cuisse est fléchie et portée en adduction, et que la pointe du pied est déviée en dedans. C'est en effet ce qu'on observe lorsque la tête fémorale est située au-dessus et en arrière du cotyle, mais si la tête déplacée est plus voisine de l'épine iliaque antéro-supérieure, la flexion

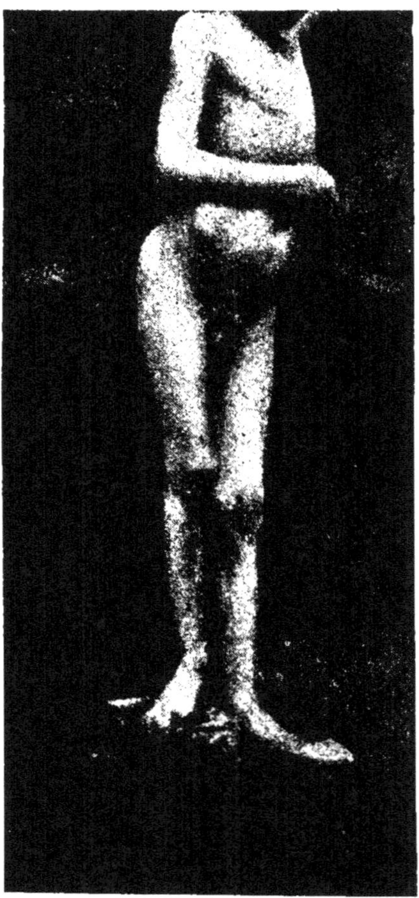

Fig. 5. — Coxotuberculose avec ascension du grand trochanter de
3 centimètres. Adduction légère de la cuisse et rotation du membre en dehors, luxation de la hanche en haut et en avant.

peut être à peine marquée ou même faire défaut. La
rotation du pied en dedans manque, elle aussi, le plus

souvent dans les mêmes conditions ou même fait place à la rotation en dehors. Au contraire, plus la tête se rapproche de l'échancrure sciatique, plus la flexion et la rotation en dedans sont accentuées.

LUXATION EN AVANT.

Luxation sus-pubienne. — Cette variété est peu fréquente. Cependant nous avons actuellement en observation une malade atteinte de luxation sus-pubienne incomplète.

Une fille, âgée de 12 ans, en traitement à la maison Parmentier-Cornu (Enfants assistés la Seine, station de Berck) pour une coxalgie qui dure depuis trois ans et demi, a été soumise pendant une période de 15 mois à l'extension continue sans immobilisation du membre. On n'a pas suffisamment surveillé la position du pied. Depuis dix mois la hanche est immobilisée à l'aide d'un appareil. Actuellement et depuis plusieurs mois on ne trouve aucun empâtement ni aucune douleur à la pression autour de la hanche. Mais le membre inférieur est dans une position très vicieuse. La cuisse complètement étendue est fortement déviée en abduction de telle sorte que le talon de ce côté dépasse de quatre centimètres celui du côté opposé, les deux membres étant rapprochés. La rotation du membre en dehors est telle que le pied repose entièrement sur le lit par son bord externe. Les mouvements de la hanche, flexion, extension, rotation, très peu étendus, sont limités par une résistance brusque et invincible. La tête fémorale forme une forte saillie dans l'aine, sous l'arcade fémorale au-dessus et au-devant de sa position normale. On lui imprime de légers mouvements de rotation qui permettent de mieux déterminer sa position exacte.

Luxation dans le trou obturateur. — Cette variété rare a été indiquée par Portal, Audran, Marjolin. — Stromeyer, Billroth et Kœnig en ont fourni des observations. Jalaguier[1], qui en a observé un cas chez une fille de 14 ans dont la coxalgie remontait à 7 ans au moins, lui décrit les caractères suivants : « La cuisse droite est ankylosée en flexion légère, abduction et rotation en dehors. Dans la station debout, le membre gauche étant dans l'extension, le pied droit porté en avant du pied gauche n'arrive à toucher le sol que par sa pointe.... Du côté de la hanche on voit que le pli inguinal est comme effacé et qu'au-dessous de son tiers interne, près du sillon génito-crural, il existe une tuméfaction vague ; on peut constater d'autre part que la fesse est aplatie, que la fosse iliaque externe est affaissée, que la saillie du grand trochanter a disparu et que le pli fessier est considérablement abaissé. La palpation permet de s'assurer que la tête du fémur, recouverte par le pectiné et les adducteurs, est située au-dessous de la branche horizontale du pubis, dans le trou obturateur.

« D'autre part le grand trochanter, difficile à sentir, est enfoncé dans la fesse et son bord postérieur arrive presque à toucher l'ischion ; son bord supérieur est à un bon travers de doigt au-dessous d'une ligne unissant l'ischion à l'épine iliaque antéro-supérieure. »

1. Jalaguier, *Revue d'orthopédie*, 1895.

MOUVEMENTS DE LA HANCHE LUXÉE. ANKYLOSE FIBREUSE
PSEUDARTHROSE FLOTTANTE.

Lorsque la coxalgie est compliquée de luxation, qu'il y ait d'ailleurs ou qu'il n'y ait pas en même temps complication d'abcès, les auteurs classiques admettent que la guérison s'effectue avec ankylose. On a déjà vu que si l'on parle d'ankylose dans la coxalgie, c'est l'ankylose fibreuse plus ou moins serrée que l'on entend désigner, sauf rare exception. A ce compte, la coxotuberculose compliquée de luxation se terminerait, lorsqu'elle guérit, par ankylose fibreuse.

Cette règle, si c'en est une, est loin d'être générale en ce qui concerne les luxations iliaques, les plus fréquentes. Les cas sont très nombreux dans lesquels des mouvements de flexion et d'extension sont conservés ou reparaissent avec une certaine étendue, dès que la coxalgie est en voie de guérison. Sans doute les mouvements sont à peu près nuls dans les formes d'arthrite coxofémorale que caractérisent un empâtement dur de la région et une production abondante de tissu fibreux. Mais les faits de ce genre ne sont pas en majorité à la période de guérison. Il en est d'autres au contraire où ces productions fibreuses font presque entièrement défaut. Ceux-là sont nombreux, et c'est à eux seulement que nous faisons allusion maintenant.

On doit encore distinguer deux catégories de hanches luxées dans ces conditions. Chez beaucoup de malades l'ascension du grand trochanter est peu marquée, ne dépasse pas un ou deux centimètres. La tête fémorale n'a pas cessé d'être en rapport avec le cotyle agrandi par ulcération. Les chirurgiens s'entendent même difficilement pour déterminer si en pareil cas il s'agit bien

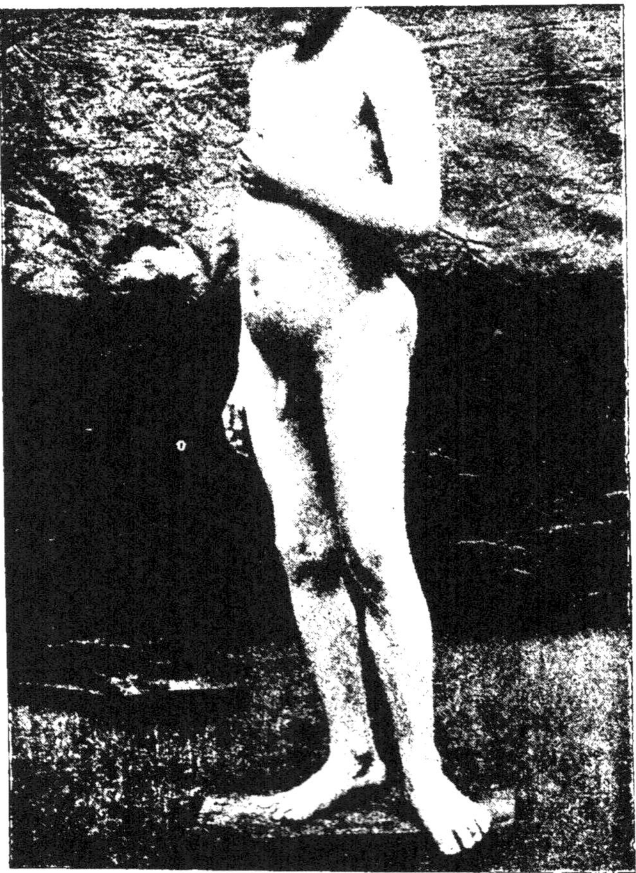

Fig. 6. — Sujet atteint d'une coxotuberculose guérie avec une luxation très mobile en haut et en avant. Le membre inférieur complètement étendu offre une légère abduction et une rotation en dehors assez marquée.

d'une luxation. Il y a seulement ascension de la tête, qui n'occupe plus la partie inférieure du cotyle. A l'autopsie on trouve la partie ulcérée de la tête en contact avec la partie ulcérée du cotyle.

On a raison de dire qu'alors la guérison se fait avec nakylose fibreuse. Des mouvements persistent néanmoins, ils sont à peu près toujours suffisants pour démontrer l'absence d'ankylose osseuse, mais ils sont généralement peu étendus, ne dépassant pas 15 à 25 degrés.

Au contraire, lorsque le déplacement articulaire est plus considérable, qu'il se traduit par une ascension du grand trochanter atteignant 3, 4 et même 5 centimètres, je ne saurais dire que les surfaces ulcérées de la tête et du cotyle se sont abandonnées toujours complètement, mais il n'est pas douteux que la tête fémorale ou ses vestiges se trouvent en rapport, par la plus grande partie de leur surface, avec les parties molles. Il ne s'établit alors le plus souvent aucune adhérence étroite entre le fémur et la fosse iliaque externe. Les mouvements de toute espèce qui persistent le démontrent. Au lieu d'une ankylose, on trouve des mouvements de flexion dont l'étendue varie de 20 à 90 degrés et même plus. L'adduction peut être exagérée; l'abduction est impossible à cause de l'ascension même de l'extrémité fémorale. Les mouvements de rotation eux-mêmes sont conservés, mais avec des caractères particuliers. Si l'on imprime des mouvements de rotation à la cuisse et qu'en même temps on applique une main à plat sur le grand trochanter et la tête fémorale, on constate d'une part que l'excursion du trochanter d'avant en arrière et d'arrière en avant est amoindrie, et d'autre part que la tête glisse alternativement en arrière et en avant en sens inverse du trochanter. Autrement dit, la tête est mobile sur la fosse iliaque.

Nous avons réuni [1] une série de faits dans lesquels tous les mouvements de la hanche sauf l'abduction

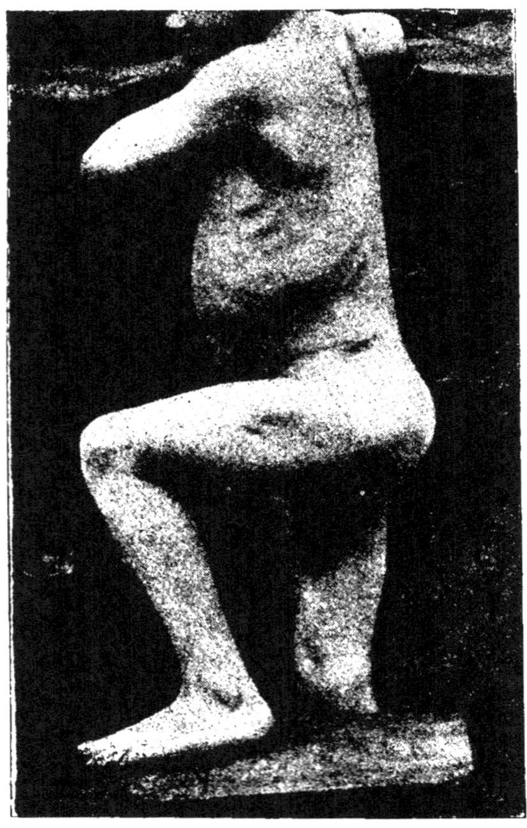

Fig. 7. — Sujet de la figure 5. La cuisse est fléchie à angle droit.

étaient remarquablement étendus et dans lesquels aussi la tête pouvait être portée à volonté en avant,

1. Pseudarthrose flottante de la hanche après la guérison de la coxotuberculose de forme grave. *Revue d'orthopédie*, 1895, p. 424.

en arrière, en haut et même en bas dans la fosse iliaque; nous avons désigné cet état sous le nom de pseudarthrose flottante. Nous avons actuellement huit malades qui en offrent des exemples plus ou moins parfaits.

Le mouvement de flexion, qui est le plus étendu, est surtout conservé dans sa partie terminale. La cuisse peut être quelquefois fléchie normalement, à l'excès même, ainsi que nous en avons vu des exemples; l'extension au contraire est arrêtée 15, 20, 45 degrés avant sa limite normale.

ABCÈS TUBERCULEUX

L'abcès est la complication capitale de la coxalgie. Si la luxation déforme la hanche et compromet ses fonctions, la suppuration est l'accident le plus menaçant pour la vie des malades.

Rares chez les sujets traités rationnellement dès le début de l'affection, les abcès sont au contraire très fréquents lorsque la marche n'a pas été empêchée.

Leur développement se fait d'abord sourdement, en général sans douleur; pour les découvrir de bonne heure, il faut donc rechercher directement leur présence, qui n'est du reste assez souvent indiquée par aucune modification de l'état général. Chez beaucoup de malades, on remarque une diminution de l'appétit, en même temps que de l'amaigrissement et de la pâleur du du teint. Les accès fébriles sont exceptionnels. Ces symptômes généraux, lorsqu'on les observe, n'ont pas une signification précise, ils ne sont nullement propres aux abcès. Ceux-ci sont reconnus d'abord à leurs signes physiques.

Nous avons dit qu'ils pouvaient être divisés anatomiquement en deux groupes au point de vue de leur siège : abcès antérieurs et abcès postérieurs. On peut conserver en clinique les divisions indiquées au chapitre de l'anatomie pathologique.

ABCÈS ANTÉRIEURS.

On rencontre ces abcès dans la partie antérieure de la cuisse, sur tous les points de sa moitié supérieure ; ils peuvent aussi occuper la fosse iliaque interne. La diversité de siège, de volume et de forme pourrait faire croire que leur développement n'est soumis à aucune règle précise. Un certain nombre d'entre eux, en effet, offrent des dispositions exceptionnelles que l'on ne peut prévoir. Plusieurs variétés, au contraire, ont des caractères cliniques assez nets pour mériter une description succincte. On doit connaître leur siège, leur mode d'apparition et d'agrandissement afin de les distinguer dès leur début, et de savoir quel a été leur point de départ lorsqu'ils ont acquis un gros volume.

Abcès cruraux externes ou sous-épineux. — Cette variété est la plus fréquente. La collection se montre à un travers de doigt au-dessous de l'épine iliaque antéro-supérieure. Partis de ce point, les abcès se développent de haut en bas, ainsi que nous l'avons dit, dans le triangle limité en dedans par le couturier et en dehors par le tenseur du fascia lata. Ils prennent une forme elliptique très allongée à grand axe vertical, atteignent fréquemment une longueur de 10, 15 et même 20 centimètres avec une largeur de 5 à 8 centimètres. On peut reconnaître leur présence, dès qu'ils ont acquis le volume d'une mirabelle, d'après les signes que fournit la palpation : tumeur arrondie, fluctuante. Si la tumeur n'apparaît pas immédiatement à la vue, la main glissant à plat sur la cuisse malade sent facilement un relief, indiquant le point précis où il faut chercher la fluctuation. Plus tard la collection devient évidente, et comme elle repose par sa face profonde sur le plan assez résistant du triceps, on établit aisément ses limites précises.

Ces abcès sous-épineux, sous-jacents à l'épine iliaque antéro-supérieure, ne traversent généralement le fascia lata qu'après avoir pris la forme allongée qui leur est propre : ils s'ouvrent sur un point quelconque de leur face antérieure, depuis le voisinage de l'épine iliaque jusqu'à la partie moyenne de la cuisse. Souvent deux ou plusieurs fistules s'établissent successivement en se rangeant en série verticale. Si l'on a besoin d'explorer ces fistules, on sait à l'avance que le stylet doit être dirigé de bas en haut et qu'il ne s'enfoncera profondément vers l'articulation qu'à une faible distance au-dessous de l'épine iliaque antéro-supérieure.

Abcès cruraux internes ou des adducteurs. — Ces abcès prennent naissance en dedans des vaisseaux cruraux dans l'épaisseur des adducteurs. Leur siège est d'abord profond le plus souvent, sauf lorsqu'il est voisin de l'arcade fémorale et du pubis. Dans ce dernier cas, ils deviennent rapidement superficiels et on peut les reconnaître dès qu'ils ont un volume ne dépassant guère celui d'une noisette.

Ces abcès s'ouvrent en différents points : dans le pli

inguinal, dans le pli génito-crural, sur la face interne, ou sur la face antéro-interne de la cuissé. Nous avons vu des abcès apparus d'abord dans l'épaisseur des adducteurs arriver sur la face externe de la cuisse en traversant la région du triceps. Cette disposition est exceptionnelle. Comme pour les abcès cruraux externes, plusieurs fistules peuvent s'établir successivement; toutes se dirigent vers la hanche, soit par un trajet commun, soit par des trajets distincts. On observe plusieurs trajets lorsque plusieurs abcès se sont formés l'un après l'autre.

Outre les abcès externes et les abcès internes de la cuisse, il y en a aussi d'autres qui occupent une situation intermédiaire dans le triangle de Scarpa. Ceux-là sont peu fréquents. On sait déjà qu'ils communiquent avec la hanche, soit en dehors, soit en dedans du tendon du psoas.

Abcès antéro-supérieurs ou de la fosse iliaque interne. — Haberern[1], qui a décrit ces abcès, les appelle abcès ascendants ; Cazin[2] les nomme récurrents, terme déjà appliqué par Bouvier aux abcès du mal de Pott prenant une direction ascendante.

Ils peuvent avoir trois origines, dont deux principales. En premier lieu, un abcès crural externe ou crural interne offre parfois un prolongement ascendant qui passe sous l'arcade fémorale en suivant la gaine du psoas ou la gaine des vaisseaux fémoraux. Cette complication n'est pas très rare chez les sujets dont les fistules infectées

---

1. Haberern, Sur les abcès pelviens de la coxalgie. *Centralblatt f. Chirurgie*, 1881, nᵒˢ 13 et 14.
2. Cité par Dhourdin. De la coxalgie cotyloïdienne. *Thèse de Paris*, 1885, p. 151.

suppurent abondamment. J'ai dit déjà qu'un abcès de la fosse iliaque peut se former primitivement à l'extrémité supérieure d'un trajet parti de la hanche et ayant suivi la gaine du psoas. L'origine de l'abcès est située au-devant du pubis, sur la capsule articulaire.

Une deuxième variété d'abcès de la fosse iliaque a son foyer primitif à la face interne du petit bassin, au niveau du fond du cotyle. De ce point de départ, un trajet a remonté dans la fosse iliaque interne. Nous reviendrons sur les abcès de cette origine.

Je ne parle pas des abcès cruraux qui ont pénétré dans le bassin à travers le trou ovale. Les exemples en sont rares (1 cas de Gibert).

Les collections de la fosse iliaque sont faciles à reconnaître. Il suffit de chercher leurs caractères, qui sont ceux d'une tumeur fluctuante.

L'ouverture se fait au-dessus de l'arcade crurale, en un point quelconque de sa longueur. J'ai actuellement en observation à l'Hôpital maritime plusieurs malades atteints de cette variété de fistules. Entre autres, trois enfants ayant subi une résection de la hanche ont longtemps porté un drain pénétrant par un trajet fessier à travers le cotyle perforé et sortant par une fistule iliaque.

ABCÈS POSTÉRIEURS OU FESSIERS.

Moins fréquents que les abcès cruraux, les abcès fessiers peuvent naître de deux origines : l'une habituelle, la face postérieure de l'articulation ; l'autre exceptionnelle, la face pelvienne du cotyle perforé.

Nous n'envisageons d'abord que les abcès de la face postérieure de la hanche. On les reconnaît là, comme ailleurs, grâce à la fluctuation. Ce caractère, évident pour

les grosses collections qui distendent la fesse en amincis-
sant la couche musculaire du grand fessier, est au contraire d'une recherche délicate, lorsque l'abcès n'a pas
dépassé le volume d'une mandarine. Il pourrait alors être
confondu avec la résistance propre aux couches musculaires. Pour éviter cette erreur, on doit se rappeler que
les muscles donnent la sensation de fluctuation, lorsqu'on
place les deux mains sur une ligne perpendiculaire à leur
direction. Cette sensation disparaît au contraire si l'on
presse sur deux points différents de leur longueur. On
prendra donc, en cherchant la fluctuation dans la fesse,
la précaution de placer les deux mains ou les deux doigts
sur deux points des mêmes faisceaux musculaires, c'est-
à-dire d'exercer des pressions parallèles au muscle et non
perpendiculaires. En procédant ainsi, on distinguera
avec plus de sûreté un abcès d'un simple empâtement.

Les abcès fessiers peuvent s'ouvrir sur tous les points
de la région, plus fréquemment au niveau des faisceaux
moyens du grand fessier entre le grand trochanter et
l'épine iliaque postéro-supérieure. On trouve assez souvent près de ce dernier point des fistules dont le trajet
conduit directement à l'articulation.

Un abcès fessier peut se prolonger à la face postérieure
de la cuisse. Chez un de nos malades un trajet parti de la
fesse descendait jusqu'à la partie supérieure du creux
poplité.

On verra bientôt que certains abcès de la partie postérieure de la fesse viennent du petit bassin.

ABCÈS DU PETIT BASSIN D'ORIGINE COTYLOÏDIENNE.

Ces abcès forment un groupe plutôt anatomo-pathologique que clinique. Cependant il nous a paru utile de

tracér brièvement leur histoire telle qu'on la suit au lit des malades.

Nous ne reviendrons pas sur la lésion d'origine, ostéite tuberculeuse ou perforation du cotyle, ni sur leur marche très variable qui donne lieu à des collections dans la fosse iliaque interne ou à la partie postérieure de la fesse. Par exception, ils s'ouvrent dans la vessie, le vagin, ou le rectum; nous n'insisterons pas sur ces fistules viscérales, n'en connaissant pas actuellement d'exemple.

Reconnaître la lésion d'origine des abcès du petit bassin, revient à faire le diagnostic des altérations du fond du cotyle, lorsque ces altérations sont devenues sensibles du côté de la cavité pelvienne.

Cazin[1], qui avait longuement étudié ce sujet, avait, en pratiquant l'exploration du fond du cotyle par le toucher rectal, constaté des lésions caractéristiques en ce point 57 fois sur 64 coxalgies suppurées, 12 fois seulement sur 34 coxalgies sèches. Dans 12 cas, le diagnostic avait été confirmé par la résection ou par l'autopsie. Dhourdin[2], élève de Cazin, produit 18 faits nouveaux dans lesquels le diagnostic fait par le toucher rectal a été également vérifié par l'examen direct au moment de la résection ou de l'autopsie.

Contrairement à l'opinion exprimée par Cazin, nous ne pensons pas qu'il convienne de pratiquer le toucher rectal « toutes les fois qu'on a à examiner une coxalgie », spécialement au début. Les signes du début, tels que nous les avons exposés, procurent presque toujours une certitude

---

1. Cazin, Du toucher rectal dans la coxalgie. *Bulletin de l'Académie de médecine*, 1881, et *Revue de chirurgie*, 1882.

2. Dhourdin, *loc. cit.*, p. 111.

telle qu'on peut se dispenser le plus souvent de ce complément d'exploration. Si le diagnostic est par exception
incertain, le toucher rectal peut devenir une source de
renseignements utiles.

Cazin énumère ainsi les signes fournis par le toucher
rectal : « Douleur localisée à la surface post-cotyloïdienne; présence de l'engorgement des ganglions intra-
pelviens; augmentation de volume du plancher osseux;
dépression, flexibilité, mobilité, destruction, perforation
de la surface post-cotyloïdienne, empâtement des parties
molles; abcès pelviens de volume divers. »

On ne doit pas, comme on a paru le faire entendre,
limiter l'exploration à la surface post-cotyloïdienne,
puisque l'examen direct des lésions nous a appris que
certaines perforations du cotyle se dirigent en avant
vers le trou ovale ou en arrière vers l'épine sciatique. Le
doigt doit parcourir toute la moitié du bassin répondant
à la coxalgie.

Si le signe douleur est d'une appréciation délicate, la
présence d'un empâtement, d'une hyperostose, d'un abcès
est facile à constater par le toucher rectal. On ne doit
pas s'attendre à trouver la fluctuation par cette voie, à
moins que l'abcès d'origine cotyloïdienne n'ait déjà paru
dans la fosse iliaque ou dans l'espace pelvi-rectal, et que
l'on pratique l'exploration bi-manuelle. Dans ce dernier
cas, la pression extérieure peut donner la sensation de
flot au doigt qui pratique le toucher.

Le toucher vaginal peut remplacer le toucher rectal
chez la femme.

La lésion intra-pelvienne étant reconnue par le toucher
rectal, en même temps que d'autre part on a découvert
soit un abcès iliaque, soit un abcès fessier ou péri-anal,

le procédé bi-manuel sert à démontrer la relation entre la lésion d'origine et la collection extérieure.

Après l'ouverture des abcès soit au-dessus de l'arcade de Fallope, soit sur la partie postérieure de la fesse, un stylet introduit dans la fistule pénètre dans la cavité pelvienne. Il arrive sur la face interne de l'ischion, s'il s'agit d'une fistule rétro-fessière; il se dirige vers le petit bassin, si c'est une fistule abdominale.

Le toucher rectal pratiqué à la période fistuleuse fait souvent refluer une petite quantité de pus par les orifices des trajets originaires du petit bassin.

En résumé, les abcès de la face interne du petit bassin peuvent être reconnus de bonne heure par le toucher rectal. L'origine rétro-cotyloïdienne de certains abcès de la fosse iliaque, de la fesse et de la marge de l'anus peut être établie par le toucher rectal et par l'exploration bi-manuelle. L'origine des fistules consécutives aux abcès est établie par l'exploration avec le stylet et aussi par le toucher rectal.

ABCÈS NE COMMUNIQUANT PAS AVEC LA HANCHE.

Parfois la cavité d'un abcès consécutif à la coxalgie ne communique pas avec la hanche. Cette indépendance peut être primitive ou consécutive. Si une masse fongueuse extra-capsulaire offre un foyer de dégénérescence caséeuse sans trajet qui le relie à l'articulation, un abcès indépendant peut s'ensuivre. Cette variété est exceptionnelle.

Les abcès en rapport avec une lésion trochantérienne ou avec une lésion iliaque voisine de la hanche sont moins rares.

Certains abcès qui étaient d'abord un prolongement

direct du foyer articulaire forment ensuite une collec-

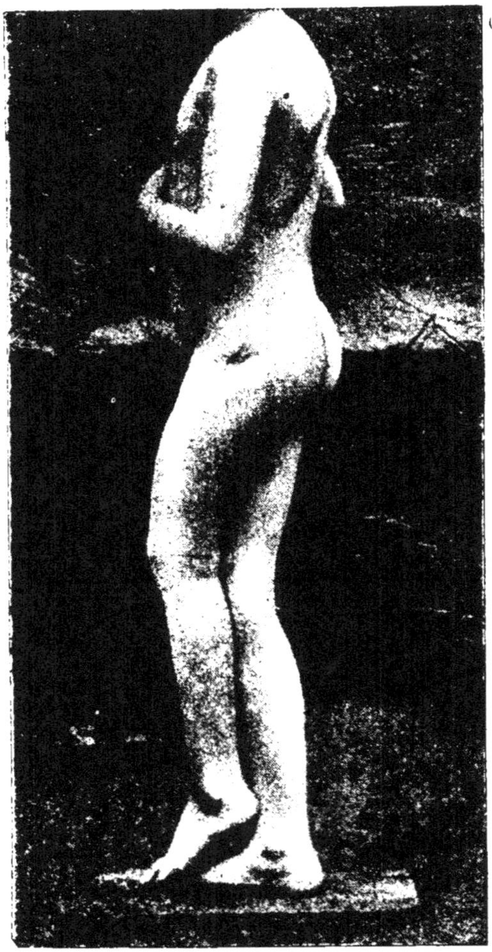

Fig. 8. — Coxotuberculose guérie avec luxation après une période fistuleuse. Les fistules traitées par le curettage ne communiquaient pas avec la hanche au moment de l'intervention.

tion isolée sans communication articulaire. Cette communication s'est oblitérée. C'est assez souvent l'un des premiers effets des injections antiseptiques. Si la collection s'ouvre, le trajet fistuleux se ferme assez rapidement.

Chez un malade (voir fig. 7) auquel j'étais décidé, il y a un an, à pratiquer la résection de la hanche, à cause du volume énorme d'un abcès fessier plusieurs fois ponctionné sans amélioration, et à cause d'une fistule de la région trochantérienne, je commençai l'intervention par l'incision et le curettage de l'abcès. Il me fut impossible de trouver le trajet conduisant à la hanche. La fistule trochantérienne, également incisée et grattée, me parut indépendante. Dans ces conditions je renonçai sur-le-champ à la résection. Les deux plaies furent suturées avec drainage. Au bout de quelques semaines la cicatrisation était complète. Toute trace d'empâtement a disparu et aucun abcès ne s'est reproduit. La coxalgie est en voie de guérison, avec une ascension de 2 centimètres du grand trochanter.

Ce fait plaide d'abord en faveur des injections modificatrices; de plus il montre un exemple frappant de deux fistules indépendantes de la cavité articulaire.

FISTULES ET SUPPURATION

Avec l'ouverture des abcès et l'établissement des fistules commence la suppuration proprement dite. Le contenu des abcès tuberculeux froids et fermés n'était pas du pus; il était dépourvu habituellement de microbes pyogènes. Le pus véritable se montre dès que l'ulcération

de la peau a exposé la cavité de l'abcès à l'infection extérieure.

Les conséquences de la suppuration sont de plusieurs
sortes.

La multiplication des fistules est un fait sinon habituel,
du moins très fréquent. Pour peu que le trajet suppurant
soit le siège d'un certain degré d'obstruction ou simplement de stagnation, le pus retenu ne tarde pas à trouver
une issue par un nouvel orifice fistuleux. Ainsi peuvent
se montrer deux, trois, plusieurs fistules sur différents
points d'un même trajet.

L'infection pyogène gagnant l'articulation même et
tous les prolongements fongueux qui en partent, il n'est
pas rare, après l'ouverture d'un premier abcès, que l'on
assiste à la formation de nouvelles collections qui n'ont
plus les caractères des abcès tuberculeux simples, je
veux dire non ouverts. Ce sont des abcès tuberculeux
infectés secondairement par la suppuration. Aussi se
présentent-ils souvent sous la forme phlegmoneuse, avec
douleur, œdème, accès fébriles, et leur contenu est-il
constitué par du pus véritable, pourvu de microbes pyogènes.

La multiplication des fistules est fréquente autour de
la hanche tuberculeuse, surtout en l'absence d'un traitement chirurgical régulier. Dans les cas graves, on peut
voir jusqu'à dix et même quinze orifices fistuleux.

Rien n'est plus variable que la quantité de pus fournie
par les fistules. Elle dépend surtout de la disposition et
du nombre des trajets, et aussi de l'état général du malade.

Un seul orifice fistuleux, répondant à un court trajet,
chez un sujet dont l'état général s'est maintenu satisfai-
sant, fournit un écoulement minime. Au contraire, la

suppuration peut être extrêmement abondante lorsque le malade est amaigri, et que la hanche, tuméfiée sur toutes ses faces, est ouverte par une dizaine de trajets longs et sinueux.

La septicémie chronique, qui résulte de cette suppuration persistante, altère plus ou moins rapidement la santé générale. Il est inutile de refaire ici le portrait classique des malades amaigris et décolorés, arrivés à la période dite d'hecticité ou de cachexie. Les viscères abdominaux et spécialement le foie et les reins sont altérés par la suppuration. Le foie devenu graisseux s'épaissit et descend sous la paroi abdominale. Nous l'avons vu dépasser le niveau de l'ombilic. Les reins, qui éliminent les produits infectieux puisés par l'organisme dans le foyer de suppuration, s'altèrent au bout d'un temps plus ou moins long. La néphrite se traduit par une albuminurie plus ou moins abondante. Il ne faut pas perdre de vue que ces lésions viscérales, et spécialement la néphrite, sont en rapport direct avec la suppuration et n'ont aucune relation avec le processus tuberculeux. Nous verrons que le traitement intervenant avant la période ultime peut, en tarissant la suppuration, guérir en même temps les viscères. C'est ainsi que nous avons vu disparaître l'albuminurie après la résection.

VARIÉTÉS SYMPTOMATIQUES

Variétés de début. — La coxotuberculose commence d'habitude d'une manière lente, mais progressive. Si le diagnostic est hésitant tout d'abord, il devient certain au bout de quelques semaines.

Dans certains cas, les premiers symptômes sont si peu accentués et ils offrent de si longues périodes de rémission qu'une période assez longue peut s'écouler avant qu'on trouve dans l'examen du malade un ensemble de signes capable d'enlever toute espèce de doute.

Lannelongue explique cette forme « lente et torpide ». D'après lui, un foyer tuberculeux primitif, siégeant à quelque distance de l'articulation, dans la base du col par exemple, rendrait bien compte du faible retentissement articulaire. Les symptômes ne deviennent manifestes qu'à la période assez tardive où la lésion s'est propagée à la hanche elle-même.

A cette forme à début anormalement lent, on peut opposer la forme à début aigu. Nous avons déjà cité l'exemple d'un jeune garçon chez lequel la coxotuberculose a commencé par une série de crises douloureuses nocturnes rapportées tout d'abord à des troubles nerveux ou au rhumatisme. Mais le tableau de la coxalgie n'a pas tardé à devenir évident.

Forme nerveuse. — Lannelongue a décrit une forme nerveuse qu'il appelle coxalgie coxotuberculeuse. Elle peut être considérée comme une variété hystérique de la coxotuberculose. Comme chez le jeune garçon dont je viens de parler, la douleur éclate brusquement, d'une manière aiguë, souvent la nuit. Rien ne la faisait prévoir. Elle siège non seulement à la hanche, mais aussi bien au genou et au pied, quelquefois sur les deux membres inférieurs à la fois. Toute exploration exaspère la douleur, qui est accompagnée d'une contracture violente, pouvant s'étendre à la hanche, à la cuisse, à la jambe et au pied du côté malade et même gagner le côté sain.

Ces crises douloureuses durent quelques jours, puis

cessent complètement. Les périodes de rémission, qui durent plusieurs mois et même une ou plusieurs années, font pour ainsi dire oublier l'idée de coxotuberculose qu'on a pu avoir d'abord, et, lorsqu'une crise nouvelle survient, on est tout préparé à la rapporter à un trouble nerveux, à l'hystérie. Ce diagnostic peut paraître confirmé par des antécédents nerveux, trouvés dans la famille. Le malade lui-même est capricieux, irritable, sujet à des explosions de gaieté débordante, à des accès de pleurs et de tristesse non expliqués. Trois malades de Lannelongue avaient des tics spasmodiques. On est en présence d'un ensemble de troubles qui ne peuvent être rapportés qu'à une forme d'hystérie.

Cependant, après un certain nombre de crises coxalgiques à intervalles plus ou moins éloignés, la coxotuberculose devient évidente, grâce à l'ascension du grand trochanter, ou bien à l'apparition d'un abcès tuberculeux accompagnant la fixité et l'attitude vicieuse de la hanche.

L'interprétation de ces faits ne paraît pas douteuse d'une manière générale. La tuberculose de la hanche provoque des phénomènes hystériformes chez des sujets prédisposés. Mais on n'explique pas facilement la longueur excessive des intervalles qui séparent les crises coxalgiques. Les symptômes hystériques peuvent aussi survenir ou persister alors que l'altération de la hanche a dépassé la période de début. Leur présence est souvent encore capable, en pareil cas, d'obscurcir le diagnostic. Un traitement rationnel, immobilisation et extension continue, a parfois fait disparaître les troubles dus à l'hystérie et en même temps mis en évidence l'affection tuberculeuse de la hanche.

CAS COMPLEXES. TUBERCULOSE MULTIPLE

COXOTUBERCULOSE BILATÉRALE.

Parmi les cas complexes dans lesquels la tuberculose de la hanche se trouve associée, chez le même malade, à une ou plusieurs autres manifestations tuberculeuses, vient se ranger au premier plan la coxotuberculose bilatérale.

Cette forme n'est pas très rare. J. Ridlon en cite quatorze observations personnelles. Nous en avons rencontré huit depuis quinze mois.

Les malades de Ridlon étaient des enfants de deux à dix ans, sauf une femme de dix-huit ans. Les nôtres ont six (2 cas), six et demi, huit, dix et demi, douze (2 cas) et treize ans.

Ainsi que l'a justement observé Ridlon, les deux hanches ne sont pas prises en même temps. La deuxième coxalgie peut survenir quelques semaines, plus souvent quelques mois et même, comme chez un de nos malades, quatre ans après la première.

On peut voir apparaître chez un malade deux coxalgies et aussi d'autres localisations tuberculeuses. Un de nos malades a été atteint de coxalgie gauche en juin 1891, cinq mois après une scarlatine. En octobre de la même année survient une coxalgie droite; deux mois plus tard, une arthrite tuberculeuse du poignet droit. Au mois de mai de l'année suivante, nous trouvons une arthrite tuberculeuse du coude gauche. La série semble s'être arrêtée là.

Chez une autre malade déjà atteinte de deux coxalgies,

un foyer tuberculeux s'est montré sur le tarse gauche.
On comprend que cent autres combinaisons peuvent être
observées.

Chacune des deux coxalgies, prise à part, chez le même
malade offre peu de particularités remarquables. On a
surtout à faire un rapprochement entre la première et la
deuxième coxalgie et à montrer les conséquences de la
bilatéralité de la lésion. Chez trois de nos malades l'une
des cuisses était en adduction, l'autre en abduction. Cette
différence entre les deux côtés a pu être corrigée, et les
deux membres ont été mis et maintenus dans la recti-
tude.

La deuxième coxalgie survient quelquefois alors que le
malade est déjà soumis au repos pour le traitement de
la première. En tout cas, dès que la deuxième coxalgie
se développe, la marche devient matériellement impossible et le repos au lit est de nécessité. C'est ce qui
explique pourquoi il arrive souvent que la hanche prise la
dernière est moins gravement atteinte, et pourquoi aussi,
suivant la remarque de Ridlon, elle peut être la première
à guérir. Toutefois on ne saurait ériger ces remarques,
souvent justifiées, en règle constante. Il y a de nombreuses
exceptions.

Quatre de nos malades ont eu des abcès siégeant deux
fois sur la hanche atteinte la première, une fois sur la
hanche atteinte en second lieu, une fois sur les deux hanches. De même l'ascension du grand trochanter tradui-
sant un certain degré de luxation est bilatérale chez
quatre de nos sujets; une fois on ne l'observe que du
côté de la première coxalgie.

Chacune des deux coxalgies associées est-elle plus grave
ou moins grave que la coxalgie isolée? Nous ne pouvons
résoudre cette question d'une manière absolue. Cependant

nous n'avons vu dans aucun cas la deuxième coxalgie

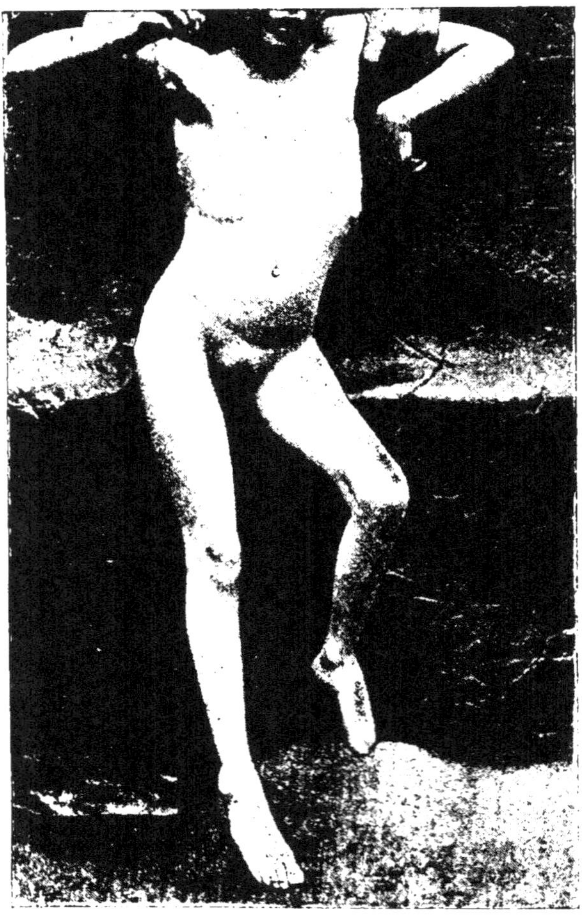

Fig. 9. — Coxotuberculose bilatérale non traitée. La hanche gauche,
prise la première, est luxée en haut et en arrière avec une ascension du grand trochanter de quatre centimètres. La hanche droite
est au début de la période de luxation.

s'arrêter à la période de début, bien que le malade ait

nécessairement gardé le repos dès qu'elle s'est montrée.

Constamment elle a pris les caractères cliniques de la deuxième, sinon de la troisième période. Nous n'avons vu aucun cas léger chez nos malades. On ne peut donc pas soutenir que l'une des coxalgies joue le rôle de dérivatif relativement à l'autre ; chacune d'elles offre au moins la gravité de la coxalgie isolée, en général.

Nous n'avons pas vu que l'état général ait été gravement compromis par la bilatéralité de l'affection. J'ajoute même que celui de nos malades qui a, outre deux coxalgies suppurées, deux autres arthrites tuberculeuses, au poignet et au coude, est actuellement à peu près guéri. Sur la hanche gauche, un énorme abcès trochantérien s'est résorbé sans ouverture à la suite de trois ponctions suivies d'injection de naphtol camphré. Un abcès très volumineux du côté droit, siégeant à la fois dans la fesse et dans l'épaisseur des adducteurs de la cuisse, a guéri complètement après une période fistuleuse de trois semaines. La collection avait été évacuée deux fois par ponction et la poche modifiée par le naphtol camphré. J'ajoute que le poignet droit atteint d'arthrite suppurée a guéri à la suite d'interventions partielles ; le coude gauche a repris la plus grande partie de ses mouvements. L'état général, misérable au moment de l'arrivée à Berck, est maintenant excellent. La gravité du pronostic n'est plus constituée que par la difformité des hanches : les deux trochanters sont élevés de 2 et de 5 centimètres au-dessus de la ligne de Nélaton.

D'une manière générale, l'ankylose fibreuse ou seulement la raideur persistante atteignant simultanément les deux hanches aggrave singulièrement l'état des malades après la guérison du processus pathologique. Nous ne savons si la marche sans béquilles a été un résultat fré-

quent de la coxalgie bilatérale. En tout cas, la claudication et les difficultés de la marche restent le plus souvent

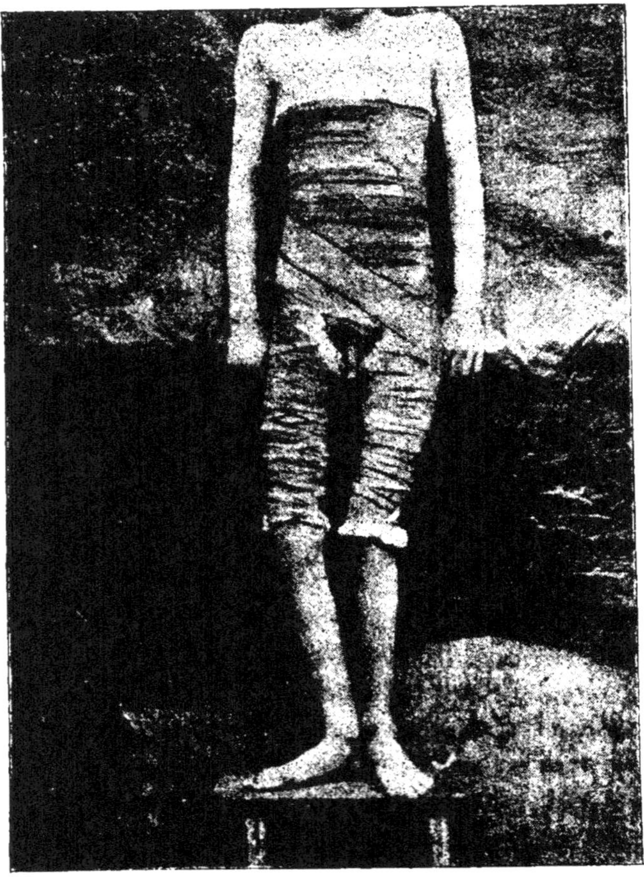

Fig. 10. — Coxotuberculose à la période de guérison. Appareil en
silicate de potasse.

très notables, même après les interventions opératoires,
tentées pour remédier à l'ankylose double.

Deux de nos malades ont une ankylose fibreuse serrée

des deux côtés. Cinq autres conservent d'un côté ou des deux côtés des mouvements de flexion variant entre 20 et 60 degrés. Le huitième malade atteint de coxalgie double a succombé à des complications viscérales peu de temps après son arrivée à Berck.

On n'a pas à compter seulement avec l'ankylose ou avec la raideur articulaire, mais aussi avec l'attitude vicieuse des membres. Ridlon constate que certains malades qu'on a fait marcher avec des béquilles guérissent *scissor legged*, c'est-à-dire les jambes croisées comme des ciseaux par excès d'adduction. On comprend que cette difformité soit le résultat d'une double luxation iliaque.

Même chez les sujets (voir fig. 10) traités au repos dans le décubitus dorsal par l'immobilisation et l'extension continue suivant la meilleure méthode, on n'arrive pas constamment à obtenir une attitude symétrique des deux membres inférieurs. La raideur articulaire ou l'ankylose persistante des deux côtés après la guérison occasionne une gêne fonctionnelle d'autant plus grande que la marche effectuée par les seuls mouvements des genoux n'est pas elle-même toujours possible, le patient se tenant à peine en équilibre sur les deux membres inférieurs qui ont une attitude et une longueur différentes.

Nous ne voulons pas, quant à présent, insister sur cette difficile question de pronostic, encore à l'étude, non plus que sur le traitement. Ollier, comme Volkmann et Langenbeck, conseille la résection de l'une des hanches et l'ostéotomie de l'autre côté dans l'ankylose bilatérale. Si, comme chez la plupart de nos malades, des mouvements de flexion assez étendus ont pu être conservés, on s'attache d'abord à développer ces mouvements, à les rendre actifs, c'est-à-dire fonctionnels. Il ne nous est pas démontré qu'on doive en aucun cas chercher à rendre des mouvements étendus aux deux hanches. Avec une hanche ankylosée, fournissant une solide colonne de soutien, et une hanche mobile, le malade marche avec moins de difficulté que si les deux hanches sont mobiles mais peu propres à soutenir le poids du corps. En cas d'ankylose double, on doit, comme Kirmisson dans un cas, commencer par mobiliser l'une des hanches par l'ostéotomie du fémur. Selon le résultat obtenu par cette première opération, on conserve l'ankylose du côté opposé ou bien on cherche à la corriger par une deuxième ostéotomie ou par la résection.

COXOTUBERCULOSE ASSOCIÉE AVEC D'AUTRES MANIFESTATIONS TUBERCULEUSES.

Six malades atteints à la fois de coxotuberculose et de mal de Pott ont été en traitement depuis un an soit à l'Hôpital maritime, soit aux Enfants assistés de Berck. Une fillette de 12 ans, dont l'observation a été rapportée ailleurs[1], est guérie depuis longtemps d'un mal de Pott dorsal avec gibbosité énorme et d'une coxalgie compliquée d'une luxation très mobile. Une autre enfant de 14 ans vient de quitter la maison Parmentier (Enfants assistés) après guérison d'un mal de Pott cervico-dorsal, qui a suppuré pendant deux ans, et d'une coxalgie gauche. Deux enfants atteints l'un et l'autre d'un mal de Pott lombaire et d'une coxalgie suppurée et fistuleuse ont été traités l'un à l'Hôpital maritime, l'autre aux Enfants assistés par la résection de la hanche. Chez l'un, la plaie est fermée complètement; chez l'autre il persiste une fistulette peu grave au

____

1 *Revue d'orthopédie*, 1892, p. 422.

niveau de la cicatrice de la résection, et un abcès tuberculeux survenu au niveau du grand trochanter du côté opposé a disparu à la suite de ponctions et d'injections de naphtol camphré, répétées quatre fois. Enfin, dans les deux derniers cas, la coxalgie non suppurée ne peut être considérée comme guérie, mais n'offre aucun caractère spécial de gravité.

Cette série de faits, peu nombreuse, mais remarquable cependant en ce que ces six malades se trouvent en même temps dans nos salles, tend à montrer que l'association de la coxotuberculose avec le mal de Pott n'est pas un fait très rare et que la guérison peut être souvent obtenue malgré la gravité de l'une et l'autre de ces affections. La coïncidence de la coxotuberculose avec la tuberculose du genou, du pied, du coude, du poignet, avec le spina-ventosa, avec le lupus, n'est pas non plus une exception rare. Nous en avons actuellement plusieurs exemples sous les yeux. Un de nos malades a subi la résection de la hanche droite et du genou gauche; son état général est assez favorable pour faire espérer sa guérison définitive.

Sans s'étendre outre mesure sur cette question des tuberculoses multiples, comprenant la coxotuberculose, on doit cependant faire cette remarque importante que la multiplicité et la gravité des localisations tuberculeuses sur le squelette ne sont point un obstacle à la guérison. La disposition de l'organisme à se laisser envahir par l'infection tuberculeuse peut cesser même tardivement, comme chez cet enfant qui guérit après l'apparition successive de deux coxalgies, d'une arthrite tuberculeuse du poignet, et d'une arthrite tuberculeuse du coude.

On peut même ajouter que pas un des malades auxquels j'ai fait allusion n'a offert à aucune époque un symptôme capable de faire soupçonner la tuberculose viscérale, ce qui ne manque pas d'étonner au premier abord. Etant admis que l'agent infectieux est le même dans toutes les tuberculoses humaines, on est obligé de supposer que le terrain joue un rôle fort important quant à la répartition des foyers sur les organes externes ou sur les viscères.

La méningite semble occuper une place à part au point de vue spécial où nous nous plaçons ; c'est la manifestation viscérale qui nous paraît menacer les plus les coxalgiques, comme au reste les malades atteints du mal de Pott.

CHAPITRE IV

ÉTUDE CLINIQUE (*fin*).

Diagnostic. — Difficulté et importance du diagnostic au début. Appendicite. Coxalgie hystérique. Sacro-coxotuberculose. Mal de Pott avec abcès iliaque. Mal de Pott lombaire associé à la coxotuberculose.

Marche. — Guérison à la période de début, guérison avec luxation, avec abcès, avec fistules.

Circonstances aggravant la marche de l'affection. Absence de traitement, affections générales.

Durée de la coxotuberculose.

DIAGNOSTIC

Le diagnostic de la coxotuberculose n'est difficile qu'à la période de début. L'erreur la plus fréquente consiste à ne pas reconnaître la coxalgie de date récente. Les premiers signes, douleurs de la hanche et du genou, fatigue, claudication, ont été souvent mis sur le compte du rhumatisme ou d'un trouble de la croissance. Nous ne voulons nier ni le rhumatisme léger de la hanche, ni les douleurs épiphysaires de la croissance. Cependant, toutes les fois que les symptômes connus du début de la coxotuberculose se présentent même sous une forme atténuée et obscure, on ne doit pas s'en tenir aux notions peu précises fournies par les malades ou ceux qui les entourent ; l'examen direct et méthodique de la hanche est de rigueur ; il fournit presque toujours les éléments d'un diagnostic ou probable ou certain : douleur à la pression, limitation des mouvements, atrophie musculaire, engorgement ganglionnaire. Ce dernier signe a une signification importante. On peut souvent démontrer la présence d'une arthrite de la hanche, mais pour affirmer sa nature tuberculeuse, on trouve difficilement des preuves directes. Lannelongue à cet égard insiste sur l'argument fourni par l'engorgement ganglionnaire en faveur de la tuberculose. Nous avons vu nombre de fois la valeur de ce signe vérifiée par la marche ultérieure de l'affection, alors qu'au premier examen il pouvait paraître difficile de se prononcer sur le diagnostic.

Parfois les signes du début sont peu nombreux et se présentent sous une forme atténuée. C'est ce qui arrive lorsqu'on est appelé à examiner une coxalgie au début chez un enfant mis au repos depuis quelque temps. Une certaine réserve s'impose. Plusieurs examens successifs peuvent parfois être nécessaires pour acquérir la certitude du diagnostic.

Certaines causes d'erreur doivent être signalées. Nous ne revenons pas sur la douleur du genou, qui doit faire penser à la coxalgie.

Chez une de nos malades, une appendicite avait été méconnue et l'enfant avait été envoyée à l'Hôpital maritime pour une coxalgie. C'était une fille de douze ans. A son arrivée à Berck, ne trouvant aucun signe positif de coxotuberculose, constatant au contraire que la hanche conservait l'entière liberté de ses mouvements et était exempte de toute sensibilité anormale, je supposai d'abord que les signes de coxalgie avaient disparu par l'effet du repos, à moins qu'il ne s'agît de coxalgie hystérique ; la malade se trouvait à la période de l'instauration menstruelle. La fosse iliaque droite n'offrait aucun empâtement, mais elle était le siège d'une douleur qui, faute de lésion matérielle évidente, fut attribuée à une névralgie.

Après trois mois de séjour à Berck, cette malade fut prise d'une appendicite aiguë, qui fut opérée le quatrième jour. Les accidents n'avaient pas paru offrir tout d'abord une gravité exceptionnelle. Au moment de l'intervention, des signes de péritonite étaient apparus depuis quelques heures. Une incision de douze centimètres parallèle à l'arcade fémorale et à la crête iliaque, et située à deux travers de doigts au-dessus, fit découvrir une péritonite suppurée à point de départ iléo-cæcal, mais non limitée. L'appendice cæcal, du volume du petit doigt, très court et situé très haut, au-dessus du niveau de la crête iliaque, fut trouvé perforé près de son origine et enlevé après ligature. La cavité péritonéale, envahie par la suppuration, ne pouvait être lavée par la plaie latérale. Une deuxième incision, pratiquée sur la ligne médiane, permit au contraire de pratiquer, dans toutes les parties du péritoine, un lavage très abondant avec une solution boriquée tiède. Le petit bassin contenait une quantité considérable de pus.

La plaie médiane fut fermée complètement par trois étages de sutures. La plaie latérale fut suturée à sa partie moyenne, et deux gros drains furent placés l'un à son extrémité supérieure au-dessous du cæcum, l'autre à l'extrémité inférieure. Celui-ci pénétrait dans le petit bassin.

Malgré un état général grave, la malade guérit, les deux drains furent enlevés l'un après l'autre, le drain pelvien au bout de cinq jours, le drain sous-cæcal au bout de trois semaines. Les deux fistules étaient fermées au bout d'un mois.

J'ai cité cette observation, bien qu'elle n'ait en apparence aucun rapport avec la coxalgie. J'ai appris après l'opération, par les renseignements de la mère, que la malade avait éprouvé à deux reprises, durant les quatre mois qui avaient précédé l'arrivée à Berck, des douleurs dans la région de la hanche droite avec une claudication de plusieurs semaines. Ces accidents avaient été attribués à une coxalgie.

Gibney[1] a attiré l'attention sur les erreurs de ce genre. La douleur de l'appendicite peut en effet être rapportée à la hanche droite, et la claudication avec flexion et abduction de la cuisse parait aussi pouvoir être rapportée, à première vue, à une arthrite coxo-fémorale. Il n'est pas douteux cependant que l'examen direct de la fosse iliaque aurait fait découvrir l'empâtement péri-cæcal.

La coxalgie hystérique a un ensemble de signes propres : brusquerie du début, acuité et caractère superficiel des douleurs, extension des contractures musculaires à la région du genou et même à la région du cou-de-pied, claudication exagérée et irrégulière, absence d'atrophie musculaire et d'adénopathie inguinale ; stigmates d'hystérie sur d'autres régions. Lorsque le tableau est complet, la confusion entre l'affection hystérique de la hanche et la coxotuberculose est facilement évitée. Mais on doit avoir présentes à l'esprit un certain nombre d'observations, dans lesquelles l'ensemble des symptômes semblait d'abord appartenir à l'hystérie et cependant la tuberculose fut démontrée ultérieure-

---

1. Gibney Perityphlitis in children illustrating points in the differential diagnosis of hip disease. *American Journal of medical sciences*, 1881, p. 119.

ment par le développement d'un abcès. La tuberculose avait provoqué des phénomènes hystériformes chez des sujets prédisposés. Les hésitations du diagnostic ont parfois duré longtemps, plus d'une année par exemple, jusqu'à ce qu'une complication, comme un abcès, ait tranché la difficulté.

D'une manière générale, l'absence de l'atrophie musculaire, l'absence de l'adénopathie de l'aine, le caractère spécial des douleurs, qui, au lieu d'être mises en relief difficilement par la compression profonde de certains points de la hanche, s'exaspèrent au moindre frôlement de la peau, et enfin les caractères généraux de l'hystérie sur lesquels je ne veux pas insister, laissent peu de doute après un examen méthodique. On doit seulement savoir ne se prononcer qu'avec une certaine réserve, surtout chez les enfants, toutes les fois que l'affection se présente sous une forme clinique anormale. Lorsque le soupçon de tuberculose ne peut être complètement écarté, les déterminations à prendre sont dictées surtout par la crainte de voir une coxotuberculose méconnue s'aggraver par défaut d'un traitement approprié.

Les principales difficultés de diagnostic se rapportent à la première et à la deuxième période de l'affection tuberculeuse.

La sacro-coxalgie peut donner lieu à des symptômes rappelant la coxotuberculose. La position vicieuse de la cuisse et la contracture sont analogues; la claudication est à peu près la même dans les deux cas. Mais l'exploration directe fournit habituellement les éléments d'un diagnostic certain. Au niveau même de la hanche, on ne trouve ni les points douloureux caractéristiques de la coxalgie, ni la moindre trace d'empâtement. La douleur est localisée en arrière au niveau de l'interligne articulaire, au voisinage de l'épine iliaque postéro-supérieure et sur le trajet d'une ligne verticale passant en dedans de cette saillie et descendant jusqu'à l'échancrure sciatique. Le toucher rectal peut aussi révéler un point douloureux au niveau de l'aile du sacrum ou de la symphyse sacro-iliaque. A la période des abcès, la confusion est beaucoup plus facile à éviter.

Un mal de Pott, compliqué d'abcès iliaque ou iléo-fémoral, s'accompagne assez fréquemment d'une fixation de la hanche dans une attitude anormale analogue à celle de la coxalgie. Si le trajet de l'abcès est étroit au niveau de la fosse iliaque, s'il se dilate au-dessous de l'arcade fémorale et forme une collection dans l'épaisseur des adducteurs, dans le triangle de Scarpa, à la face externe de la cuisse ou même dans la fesse, la ressemblance devient plus trompeuse. La hanche, fixée par la contracture musculaire et entourée par un abcès, semble altérée elle-même, si l'on s'en tient à un examen superficiel. La présence de l'abcès peut occasionner une certaine douleur à la pression. Une erreur est fréquemment commise dans les cas où la gibbosité du mal de Pott fait défaut. En pareil cas un examen attentif est nécessaire.

On ne doit au reste jamais oublier, à propos de la coxotuberculose, de faire coucher le malade sur le ventre et d'explorer la sensibilité du rachis à la pression sur les apophyses épineuses et sur les gouttières vertébrales, et de vérifier si la colonne lombaire a conservé la souplesse normale de ses mouvements. En avant, la main doit s'enfoncer dans la fosse iliaque interne pour constater son intégrité.

En cas de gibbosité, le défaut d'examen peut seul faire méconnaître le mal de Pott. Il ne reste plus qu'à déterminer si les troubles de la hanche sont symptomatiques de la lésion vertébrale ou liés à une arthrite coxo-fémorale. Tout en reconnaissant que la présence d'un mal de Pott engage à rapporter l'abcès de la racine de la cuisse à la lésion rachidienne, on sait, par l'examen de certains malades, combien il est difficile parfois de démontrer l'intégrité de la hanche. L'exploration sous le chloroforme peut devenir indispensable si l'on veut se prononcer avec certitude.

A la période des fistules l'exploration du trajet avec un instrument flexible, comme une bougie uréthrale en gomme, permet presque toujours de remonter sans aucune difficulté jusqu'à la partie supérieure de la fosse iliaque, sinon jusqu'à la lésion rachidienne. Il est par là même évident que la hanche n'a rien à faire avec la suppuration.

Si nous insistons un instant sur le diagnostic des troubles coxo-fémoraux, symptomatiques du mal de Pott, c'est qu'il faut examiner les malades sans aucun parti pris : nous avons vu la coxalgie évoluer en même temps qu'un mal de Pott lombaire, et les symptômes des deux affections semblaient se confondre. On aurait facilement rapporté les symptômes coxalgiques à l'altération rachidienne. Un de nos malades de l'Hôpital maritime, atteint d'une énorme gibbosité lombaire, a subi d'autre part, il y a un an, une résection de la hanche gauche. La plaie opératoire était guérie depuis longtemps, d'une manière complète, lorsqu'il y a deux mois un abcès tuberculeux s'est développé au-devant de la hanche opérée. Au premier abord j'étais porté à croire que l'origine de cet abcès devait être la hanche, le mal de Pott n'ayant occasionné aucun trouble depuis plusieurs années. Cependant un empâtement de la fosse iliaque du côté correspondant à l'abcès et une fluctuation profonde transmise de la cuisse à la fosse iliaque, ont permis de rattacher l'abcès à une poussée nouvelle de l'altération rachidienne. L'examen de la cuisse du côté opposé a du reste fait découvrir un deuxième abcès provenant de la colonne lombaire. J'ajoute que ces deux abcès ont disparu avec une rapidité surprenante après trois ponctions suivies d'injections de naphtol camphré.

Dans un autre ordre d'idées, la luxation congénitale a été assez fréquemment confondue avec la tuberculose de la hanche. Le diagnostic entre la coxotuberculose et la luxation congénitale de la hanche, se présentant sous sa forme habituelle, est sans aucune difficulté en général. Dans la luxation congénitale, tous les mouvements, sauf l'abduction, sont libres ; le malade, malgré une claudication très marquée, porte le poids du corps sur le membre malade avec une assurance et une confiance que ne montre pas le coxalgique. A chaque foulée, le grand trochanter du côté luxé s'élève dans la fosse iliaque, puis il s'abaisse pendant l'oscillation du membre correspondant. On peut imprimer à la tête du fémur des mouvements d'avant en arrière et d'arrière en avant, de même que les mouvements d'ascension et de descente. Les commémoratifs ajoutés à tous ces signes rendent une méprise difficile à commettre après un examen attentif.

Cependant la coxotuberculose guérit quelquefois avec une luxation permettant des mouvements très étendus, et offrant plusieurs caractères de ressemblance avec la luxation congénitale, si l'on s'en tient aux signes physiques. En effet, la pseudarthrose mobile ou même flottante, consécutive à la coxalgie, laisse parfois une grande liberté à la flexion. Nous avons vu ce mouvement conservé avec toute son étendue chez quelques malades. Une fois même, une enfant, guérie d'une coxalgie, faisait aisément passer son jarret derrière son épaule, la flexion était possible au delà des limites normales. C'est là un fait exceptionnel; habituellement la flexion est incomplète. L'extension est à peu près toujours limitée, et se fait dans une étendue moindre que la flexion. L'adduction est libre, seule l'abduction est impossible. Dans la luxation congénitale, la flexion, l'adduction et généralement l'extension sont complètes; l'abduction est, comme après la coxalgie, empêchée par l'ascension du grand trochanter dans la fosse iliaque externe. La différence principale entre la pseudarthrose post-coxalgique et la luxation congénitale, en ce qui concerne les mouvements, consiste en ce que l'extension, complète d'habitude dans le deuxième cas, est limitée dans le premier; et si ce caractère différentiel fait défaut, parce que l'extension est complète après la coxalgie, ou parce qu'elle est incomplète dans la luxation congénitale, deux éventualités qui se présentent parfois, on peut éprouver un certain embarras.

Lorsqu'on imprime des mouvements de rotation à la cuisse, en même temps qu'on applique une main au-dessus du grand trochanter, on constate, dans l'une et l'autre luxation, la mobilité de la tête d'avant en arrière. On peut également imprimer des mouvements d'ascension et de descente au grand trochanter dans les deux cas.

Nous avons observé quelques malades chez lesquels il était difficile de déterminer, d'après les caractères précédents, à laquelle des deux affections on avait affaire. Le diagnostic est en général établi par les antécédents du malade; on apprend que la coxalgie a commencé chez un sujet qui, auparavant, marchait sans claudication, et que la luxation congénitale s'est manifestée dès que l'enfant s'est mis à marcher. On n'est donc exposé à éprouver une certaine hésitation qu'en l'absence de ces renseignements.

L'existence antérieure ou actuelle d'un abcès, la présence d'une ou plusieurs cicatrices, viennent souvent supprimer toute incertitude.

Le diagnostic entre la coxotuberculose et la luxation congénitale, facile généralement, malgré tout ce qui vient d'en être dit, peut au contraire imposer parfois une certaine réserve. Nous faisons allusion aux malades atteints de luxation congénitale compliquée d'arthrite. Reconnaitre, par la recherche des antécédents, la présence d'une luxation congénitale, est généralement chose aisée. Mais on sait que cette difformité devient assez souvent douloureuse, qu'elle se complique parfois d'arthrite, de raideur de la hanche. Lannelongue a rencontré des cas de coxotuberculose greffée sur une hanche déformée congénitalement. On conçoit qu'alors un diagnostic rigoureux ne peut être établi que d'après les résultats d'une analyse minutieuse et délicate des antécédents, de la marche des symptômes, et des caractères physiques. Si l'existence d'une luxation de naissance a été reconnue antérieurement, on peut se trouver en présence des signes cliniques de la coxalgie, douleur, raideur, empâtement, adénopathie, etc., modifiés dans leur aspect par l'état anormal de la hanche. Une certaine sûreté de discernement est indispensable pour faire la part de ce qui appartient à la déformation articulaire et à la tuberculose, et de même pour distinguer la coxotuberculose d'une arthrite rhumatismale ou des douleurs résultant de la fatigue chez les sujets atteints de luxation. La luxation bilatérale en particulier expose fréquemment à des périodes de douleurs, occasionnées surtout par la fatigue ; il n'est pas difficile de s'en assurer.

En résumé, le diagnostic entre la luxation congénitale et la coxalgie n'offre d'habitude aucune incertitude. Avec quelque expérience, on distingue au premier coup d'œil la claudication de la coxalgie, de la claudication spéciale aux sujets atteints de luxation. Au contraire un examen méthodique et complet devient nécessaire dans les faits complexes, soit de coxalgie guérie avec pseudarthrose mobile, soit de luxation congénitale accompagnée d'arthrite.

MARCHE ET PRONOSTIC

La tuberculose de la hanche est vieille déjà de plusieurs semaines, peut-être même de plusieurs mois, lorsque ses premiers symptômes se montrent. Cachée dans l'épaisseur du fémur ou de l'os iliaque, la lésion tuberculeuse primitive est restée latente aussi longtemps que l'articulation est demeurée indemne. Lorsqu'une mort accidentelle permet de faire l'autopsie de la coxo-tuberculose à sa période de début clinique, on trouve dans l'une des surfaces articulaires un foyer caséeux ou même un petit séquestre, lésions dont le développement a sans aucun doute précédé de plusieurs semaines, sinon de plusieurs mois, les premiers symptômes de date récente.

Cette remarque a un intérêt autre que celui de la constatation scientifique d'un fait. La coxotuberculose est déjà invétérée à l'époque où son diagnostic peut être fait.

et si les signes ont tout d'abord une apparence bénigne,

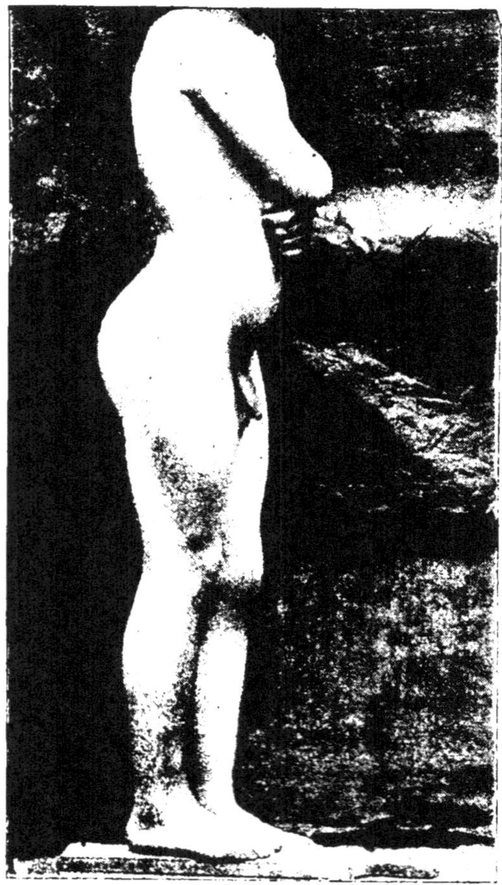

Fig. 11. — Coxotuberculose du côté droit guérie avec une ascension du grand trochanter évaluée à 15 millimètres. Les mouvements sont conservés dans presque toute leur étendue. La claudication est presque nulle.

ils n'en traduisent pas moins la présence d'une lésion déjà ancienne, d'une lésion qui ne peut être réparée qu'au bout d'une longue période. J'ajoute même que le traitement qui agit efficacement sur les troubles articulaires consécutifs, n'a qu'une influence fort indirecte sur la lésion osseuse. Il n'est pas besoin d'autres arguments pour affirmer le pronostic grave et la longue durée de la coxotuberculose dès ses premiers symptômes.

Cependant l'affection peut, quelquefois du moins, guérir sans dépasser ce qu'on est convenu d'appeler la période du début en clinique, et les altérations de la hanche sont alors assez peu marquées, pour que le diagnostic ait été souvent mis en doute.

Un jeune garçon, âgé de 15 ans, arrive à Berck en 1892. Antérieurement il a été traité, par l'immobilisation et par l'extension continue durant quatre mois, pour une coxalgie au début. Au moment de l'arrivée à Berck, on ne trouve d'autres traces de l'affection qu'une légère diminution des mouvements principaux de la hanche, flexion, extension, abduction. Après un séjour de huit mois à l'Hôpital maritime, où il n'a été soumis à aucune précaution particulière, où il a marché en liberté, l'enfant conserve les mêmes traces d'arthrite qu'à son arrivée, mais il n'a éprouvé aucun symptôme nouveau. (Voy. fig. 10 et 11.)

Une fille de 12 ans entre à l'Hôpital maritime en janvier 1892, avec le diagnostic de coxalgie ancienne. Le début de l'affection remonte à plus d'un an. La malade a simplement été mise au repos à deux ou trois reprises, pendant quelques semaines. Chez elle, on ne trouve, comme chez le malade précédent, aucune autre trace de coxalgie qu'un peu d'atrophie musculaire et de limitation des mouvements de la hanche.

Ces deux malades marchent toute la journée sans claudication sensible. J'aurais à citer quelques autres cas analogues, considérés comme autant d'exemples de coxalgie guérie à son début.

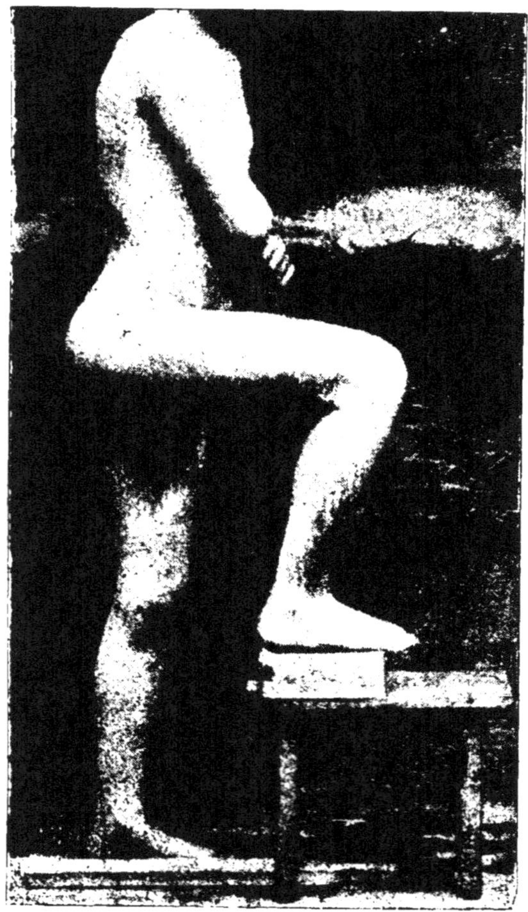

Fig. 12. — Sujet de la fig. 11, avec la cuisse droite fléchie à angle droit.

On pourrait objecter que le diagnostic n'est pas suffisamment démontré. Mais les faits sont trop fréquents

8

pour que l'erreur soit constante. On aurait plus de raison d'exprimer un doute sur la solidité de la guérison. Ce doute, nous l'avons exprimé nous-mêmes, et si les malades n'ont pas été soumis par nous au repos, c'est par suite de circonstances indépendantes de notre volonté. Nous croyons, en effet, que même après une rémission complète des symptômes, durant une période d'un an, un malade ne saurait encore être considéré comme entièrement à l'abri d'un retour offensif de la coxotuberculose, et on ne doit accueillir qu'avec réserve un pronostic définitivement favorable. Mais il en sera ainsi à toutes les périodes de la coxalgie. On ne saurait du reste nier les cas de guérison définitive datant de plusieurs années, et, dans quelques-uns de ces cas, l'absence de troubles fonctionnels démontre que la maladie a guéri à la période de début. Actuellement ces faits heureux sont exceptionnels.

Nous ne saurions dire combien de coxotuberculoses guériraient sans laisser de traces graves, si tous les malades étaient régulièrement soumis aux moyens de traitement actuellement à notre disposition. Le nombre en serait assurément considérable, mais on est obligé de reconnaître que parfois, malgré les précautions et les soins les mieux entendus, les lésions s'aggravent et qu'on voit survenir les symptômes de la deuxième période.

Aussi ne faut-il pas s'étonner que cette progression de la maladie soit la règle habituelle, lorsque les malades sont longtemps abandonnés à eux-mêmes sans traitement.

A la deuxième période, caractérisée par la fixation du membre dans une attitude vicieuse, sans luxation et sans abcès, la coxotuberculose peut encore guérir sans laisser de troubles fonctionnels graves. Sous l'influence du traitement, les phénomènes douloureux disparaissent, les

mouvements reprennent en grande partie leur liberté, et
cette amélioration persiste jusqu'à la guérison. L'atro-

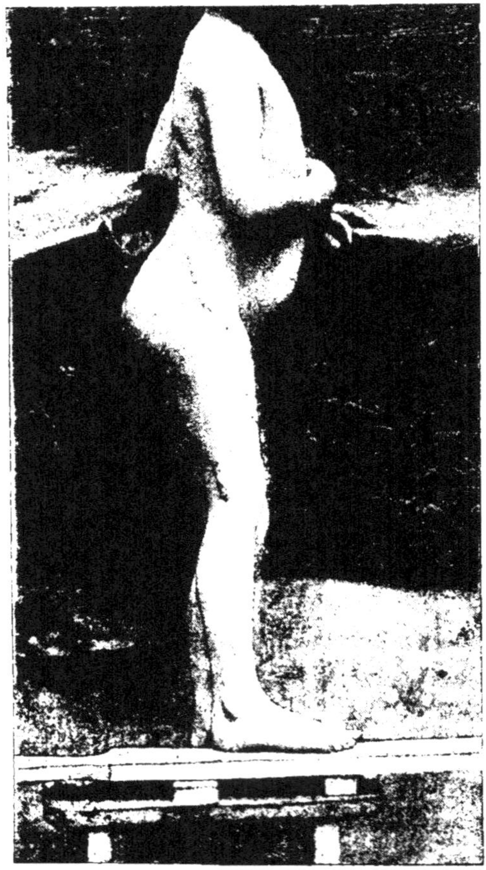

Fig. 15. — Coxotuberculose compliquée de plusieurs fistules et
d'une luxation en haut, guérie sans intervention, avec un raccourcissement de 5 centimètres.

phie musculaire, avec une étendue incomplète des mouvements, est la seule trace pathologique qui persiste.

Lorsque l'ankylose par contracture musculaire est ancienne, les surfaces osseuses sont déformées, la capsule
articulaire est rétractée, de même que les aponévroses
de la cuisse : la mauvaise position de la cuisse ne peut
être corrigée par le repos et l'extension continue, on est
obligé de recourir à des moyens chirurgicaux. La guérison est souvent obtenue sans autre complication, mais
avec un certain degré de raideur articulaire ou même
avec une ankylose fibreuse, plus ou moins serrée.

Cette ankylose est surtout périarticulaire. Nous avons
rappelé précédemment les observations de Lannelongue
et de Volkmann dans lesquelles l'hypertrophie de la capsule fibreuse atteignait des proportions si remarquables
sans soudure des surfaces articulaires. Ce genre de lésions permet encore quelques mouvements articulaires,
lorsque la contracture musculaire a disparu. L'ankylose
osseuse est une exception rare.

La luxation de la hanche et les abcès, évités en général par le traitement, sont des complications habituelles
chez les malades qu'on a laissés marcher.

Un abcès peut survenir sans luxation, de même qu'une
ascension considérable du grand trochanter sans abcès est
fréquente. La luxation survient rarement dans les six premiers mois, mais elle devient fréquente dans les coxalgies
non traitées et datant d'une ou de deux années. La plupart des malades qui arrivent à l'Hôpital maritime sont
déjà atteints depuis fort longtemps, et le traitement n'a
presque jamais été fait de bonne heure, ou bien il a été
interrompu par suite de circonstances diverses. Aussi la
luxation est-elle une complication presque habituelle
chez eux.

Ce qu'on vient de dire de l'influence du traitement sur
la pathogénie de la luxation peut en grande partie être

appliqué aux abcès. Cette complication, exceptionnelle chez les enfants traités dès le début, est très fréquente dans le cas contraire. Nous observons souvent des abcès chez les malades dont le traitement a été interrompu prématurément, chez ceux, par exemple, qui sont trop tôt autorisés à marcher.

Nous avons déjà indiqué la gravité très différente de la luxation et des abcès. La luxation n'empêche pas la guérison, elle ne la retarde même pas, et cette guérison n'est pas moins solidement acquise que pour les coxalgies qui n'ont pas dépassé la deuxième période. La difformité consécutive est toujours sérieuse. Un raccourcissement fonctionnel dont nous avons indiqué les causes complexes, adduction, ascension du fémur, arrêt de l'accroissement des os, est le fait le plus grave. La hanche luxée n'est pas ankylosée, on pourrait presque dire au contraire que plus le déplacement est considérable, plus les mouvements sont étendus.

Nous nous sommes déjà longuement expliqué sur la gravité des abcès et des fistules. On verra que certains modes de traitement parviennent souvent à obtenir la guérison des abcès sans ouverture. La résorption spontanée est aussi possible, mais elle est rare et fort lente.

A la période fistuleuse, la guérison spontanée, je veux dire sans intervention opératoire, est possible et même fréquente. Mais elle n'est pas la règle, et lorsque après l'établissement d'une première fistule, la suppuration reste abondante, que de nouveaux abcès, puis de nouvelles fistules se forment successivement, la santé générale ne tarde pas à être gravement atteinte par la dégénérescence des viscères, foie, reins, etc.

CIRCONSTANCES AGGRAVANT LA MARCHE DE LA COXALGIE.

En premier lieu, il faut placer l'absence ou l'interruption du traitement : causes principales de la luxation et des abcès.

Toutes les causes de dépression de la santé générale retentissent sur la coxalgie. Nous avons observé une aggravation évidente après la rougeole ou la coqueluche. Ces affections qui, comme la scarlatine et la diphtérie elle-même, peuvent préparer le terrain à toutes les tuberculoses et spécialement à la coxalgie, exercent aussi une influence aggravante sur cette affection lorsqu'elle est déjà apparue.

Dans le même ordre de faits, il convient d'ajouter tous les vices d'hygiène : confinement, défaut de lumière, insuffisance ou pauvreté du régime.

La constitution des sujets joue-t-elle un rôle dans la marche de la coxotuberculose? Cela est probable. Mais il est toujours difficile de déterminer son mode d'action.

On dit que la tuberculose viscérale affecte une marche particulièrement grave chez les sujets à chevelure rouge. Nous avons actuellement deux de ces *Vénitiens* en traitement à l'Hôpital maritime pour la coxotuberculose. L'un est un garçon de treize ans qui a subi la résection de la hanche il y a un an. Au moment de l'opération, il avait trois fistules dans le pli de l'aine et un énorme abcès dans la région fessière. Les suites opératoires ont été heureuses malgré une reproduction abondante de fongosités dans la cavité de l'abcès fessier. L'état général, très déprimé autrefois, est devenu excellent. Localement il ne reste qu'une fistulette inguinale, que l'on panse tous les dix jours. La guérison est assurée. L'autre malade est

une fillette de neuf ans : la coxalgie est bilatérale. Dans
ces deux faits, l'affection a pris une forme grave, mais on
ne saurait en tirer aucune conclusion générale.

DURÉE

La durée de la coxalgie et aussi sa gravité sont aug-
mentées par l'interruption prématurée du traitement.
Cette faute provient le plus souvent de ce que l'on ignore
la durée habituelle de la coxalgie. On confond une atténuation des symptômes avec la guérison réelle, et comme
on se relâche dans la rigueur des précautions, que par
exemple on autorise la marche avec les béquilles, la
gravité du mal ne tarde pas à redoubler ; une coxalgie
d'apparence bénigne, et améliorée par le repos, se complique d'abcès au bout de quelques semaines de marche.
On observe très fréquemment des abcès survenus dans
ces conditions.

D'une manière générale, la coxotuberculose a une
durée fort longue. La moyenne de deux à cinq ans qu'on
lui a assignée en donne une juste idée. Mais ces chiffres
ne peuvent en rien servir de guide dans la pratique. Il
n'est pas douteux que certaines coxalgies traitées à
l'extrême début sont guéries définitivement après une
période variant de un à deux ans.

En général il en arrive autrement. Aux premiers signes
le malade est au moins soumis au repos. En quelques
semaines, ces signes ont disparu ou sont très atténués et
le traitement est interrompu. Les symptômes reparaissent
et sont de nouveau améliorés par le repos. La nécessité

d'un traitement prolongé ne s'impose qu'après deux ou trois alternatives semblables.

La période de début une fois passée, une durée de deux ans doit être considérée comme une heureuse exception. Après cette période, on n'a pas acquis une pleine sécurité contre un retour des accidents. Trois, quatre, cinq années : telle est la part trop large de l'existence qui revient à la maladie.

Encore ces limites sont-elles assez fréquemment dépassées. J'ai sous les yeux plusieurs enfants arrivés à douze, treize, quatorze, quinze ans et non encore guéris d'une coxalgie dont l'origine remonte à l'âge de trois ou quatre ans.

CHAPITRE V

TRAITEMENT

I. Traitement local. — Indication essentielle : repos de la hanche, excluant les méthodes qui permettent la marche.

Première période. — Utilité d'entreprendre le traitement le plus tôt possible. Appareils d'immobilisation : gouttière de Bonnet, ses inconvénients; appareil de Lannelongue.

Extension continue avec des poids. Ses effets physiques.

Durée du traitement par l'immobilisation et l'extension continue. Inutilité des révulsifs. Injections modificatrices.

Deuxième période. — Redressement de la hanche déviée, extension continue, redressement brusque, appareil plâtré. Empâtement douloureux de la hanche, son traitement spécial, appareil plâtré.

Indications de l'immobilisation et de l'extension continue, leur association nécessaire.

Le foyer infectieux de la coxotuberculose engendre des altérations à la fois locales et générales. Localement il déforme ou détruit l'articulation, et il peut donner lieu à une suppuration grave. L'état général est modifié par deux mécanismes différents. La coxotuberculose peut être le premier terme ou un terme quelconque d'une série de localisations tuberculeuses sur diverses régions. De plus, des produits infectieux divers, autres que le bacille de Koch, sont formés dans la hanche tuberculeuse, compliquée ou non de suppuration. La résorption de ces produits par l'organisme entraine des altérations viscérales et des troubles de la nutrition générale.

Le traitement de la coxotuberculose doit, par suite, comprendre des indications de deux espèces, les unes visant l'altération locale de la hanche, les autres s'adressant à la santé générale. Le traitement local a pour but d'enrayer la marche de l'affection de la hanche et d'empêcher ou de diminuer le retentissement de cette affection sur l'état général du malade.

Cet état général doit être l'objet de préoccupations constantes. On s'efforce de lutter contre les effets de l'infection générale à l'aide des ressources que nous offrent la médication interne et l'hygiène.

TRAITEMENT LOCAL

L'indication la plus générale et la plus importante du traitement local consiste à assurer le repos de la hanche. On est universellement d'accord sur le principe, on cesse de l'être sur son mode d'application. La plupart des chirurgiens imposent le décubitus horizontal comme condition préalable, puis complètent l'immobilisation de la hanche par des moyens divers. Sayre et un certain nombre de chirurgiens à son exemple soutiennnent encore que les coxalgiques marchent sans inconvénient avec des appareils orthopédiques qui assurent le repos de la hanche malade et qu'en marchant ils conservent l'avantage de pouvoir vivre au grand air et au soleil. A ce dernier argument, on répondra que les malades couchés doivent eux aussi jouir de la vie au grand air. Quant au repos de la hanche, il est incompatible avec la marche, quel que soit l'appareil dont on fait usage.

La position couchée est la condition fondamentale du traitement de la coxotuberculose pendant toute sa période d'activité et la marche ne doit être autorisée qu'à l'époque où la guérison est acquise.

Nous inscrivons ce précepte général en tête de tous les détails que nous avons à passer en revue pour chacune des périodes de la coxotuberculose. A chaque instant nous aurons à revenir sur son importance.

TRAITEMENT A LA PREMIÈRE PÉRIODE

Lorsqu'on a reconnu les premiers symptômes de la coxalgie, douleur du genou, douleur de la hanche à la pression, limitation légère de certains mouvements, adénopathie inguinale, il n'est pas permis d'attendre une confirmation du diagnostic en abandonnant les malades à eux-mêmes. Si l'on agit ainsi, les symptômes ne tardent pas en effet à devenir plus manifestes et plus caractéristiques, de telle sorte que l'erreur clinique cesse d'être possible même pour les moins expérimentés. Mais en même temps, les lésions de la hanche se sont accentuées et le pronostic est devenu plus grave, ce que l'on pouvait et devait prévenir.

Nous avons longuement insisté sur la nécessité d'un diagnostic précoce, parce que seul il permet d'entreprendre le traitement dans des conditions favorables. Sitôt que les premiers symptômes permettent de soupçonner la coxotuberculose, leur analyse doit être faite avec le soin le plus minutieux et presque toujours elle donne les éléments d'un diagnostic sûr. Dès lors le devoir

du chirurgien est d'employer de suite toute son autorité
pour que le traitement ne soit pas différé.

En cas d'hésitation même, on impose le repos au lit.
Dès que le doute est levé, les principes du traitement
sont appliqués avec rigueur.

IMMOBILISATION ET DÉCUBITUS DORSAL.

Ainsi que nous l'avons dit, le malade est maintenu
dans la position couchée et la hanche immobilisée le plus
complètement possible. A ces deux conditions, il faut
ajouter la possibilité de transporter le malade partout où
c'est nécessaire.

Gouttière de Bonnet. — La gouttière de Bonnet, telle
qu'elle est aujourd'hui construite, embrassant le tronc et
chacun des membres inférieurs, et se prolongeant en
haut pour fournir un soutien à la tête, remplit la plupart des indications ; le malade y est couché, immobilisé
et de plus il est facilement transportable.

Cette gouttière offre cependant plusieurs imperfections.
Elle a un inconvénient d'un ordre extra-médical, mais
cependant d'un certain intérêt dans la pratique : elle
est d'un prix trop élevé pour beaucoup de malades,
d'autant plus qu'elle exige de temps en temps des répa-
rations qui ne sont faites convenablement que par le fabri-
cant d'appareils, ce qui nécessite l'acquisition de deux
gouttières que l'on emploie alternativement.

J'ajoute un détail familier en apparence, mais important à mon avis, puisqu'il touche de près à l'hygiène d'un
malade dont l'état général est plus ou moins compromis
et qui devra être soumis à une immobilisation de longue
durée. Avec la gouttière de Bonnet, qui recouvre les

faces latérales en même temps que la face postérieure
du tronc et des membres inférieurs, on est obligé d'ôter
le malade de son appareil chaque fois que l'on procède à
sa toilette complète. Or cette toilette, que nous voyons,
dans bon nombre de cas, faite rarement et d'une manière
partielle sinon complètement négligée, doit être répétée
quotidiennement avec un soin minutieux. Les manœuvres
assez compliquées et même pénibles de l'enlèvement du
malade et de sa remise en place dans la gouttière entraî-
nent des mouvements multiples qui peuvent être fort
nuisibles, surtout chez les sujets pour lesquels l'immobilisation est le plus urgente.

Enfin, malgré l'emboitement du tronc et des membres,
il arrive souvent que la cuisse du côté malade se dévie
dans l'appareil même, quelque soin que l'on prenne
pour l'appliquer. Pour cela il suffit que le bassin se porte
un peu d'un côté ou de l'autre.

Appareil de Lannelongue. — Lannelongue emploie
un appareil plus simple que la gouttière de Bonnet et
construit d'après un principe différent. Cet appareil se
compose essentiellement d'un matelas de crin épais de
8 à 10 centimètres et soutenu par un plan en bois, et
de pièces accessoires : une ceinture thoracique bouclée
en avant, faite en tissu souple, et un bandage de corps
en coutil ou en toile. « À la ceinture s'attachent en arrière
deux lacs assez longs pour être fixés aux barreaux de la
tête du lit. Le bandage de corps est une bande de toile
ou d'un autre tissu résistant, longue de 1 mètre à
1 mètre 20 et large de 15 à 18 centimètres dans son
milieu, de 10 à 12 centimètres aux extrémités. Ce bandage présente, à une certaine distance du milieu, une
fente verticale incomplète ou boutonnière, assez grande

pour permettre d'y engager une des extrémités du bandage; cette boutonnière occupe la partie antérieure et médiane lorsque l'appareil est placé.

On applique ce bandage directement sur la ceinture précédente, le plein en arrière; puis on ramène les deux chefs en avant, et on engage l'un d'eux dans la boutonnière. Les extrémités de ces chefs sont attachées sur les parties latérales du lit à l'aide de courroies. Ce dernier bandage enserre le corps comme la ceinture précédente autour de laquelle il est placé; on doit le fixer à cette ceinture à l'aide de plusieurs épingles anglaises. La ceinture et le bandage sont alors confondus en une seule pièce. Le but de ces deux ceintures superposées est de former une enveloppe plus complète pour la fixation du thorax. Le bandage de corps porte quatre lacs, tous attachés en arrière sur deux lignes verticales, deux au bord supérieur, deux au bord inférieur. Les lacs supérieurs sont fixés à la tête du lit, les lacs inférieurs aux barreaux du pied du lit. Les deux ceintures sont en définitive tenues par six lacs, deux appartenant à la première ceinture, quatre appartenant à la seconde, c'est-à-dire au bandage de corps. Le but de ces lacs multiples est de mieux fixer ces deux pièces de l'appareil[1]. »

Nous avons modifié légèrement l'appareil de notre maître Lannelongue, en remplaçant les deux bandages superposés par une brassière baleinée embrassant le thorax et l'abdomen, lacée en arrière, bouclée en avant et fixée supérieurement aux épaules par deux rubans munis de boucles. Aux quatre angles du dos de cette brassière, c'est-à-dire derrière les épaules et de chaque côté du bassin, sont fixées quatre solides courroies en

1. LANNELONGUE, *Coxotuberculose*, p. 163.

tissu de bretelle dans une direction oblique en dehors et en haut pour les épaules, en dehors et en bas pour le bassin. Ces courroies vont passer dans des boucles fixées à la planche qui soutient et encadre le matelas sur lequel est couché le malade. La brassière étant appliquée et les quatre courroies serrées, le malade se trouve fixé sur le matelas par les épaules et par les côtés du bassin, c'est-à-dire par le tronc tout entier.

L'appareil de Lannelongue, modifié ou non, est complété par des bracelets de cuir ou de coutil, qui sont appliqués aux cuisses au-dessus des genoux, et attachés d'autre part aux côtés du matelas à l'aide de courroies de manière à compléter l'immobilisation.

Convenablement surveillé, il remplit les indications les plus importantes. Le malade est couché, immobilisé d'une manière suffisante et facilement transportable : trois conditions essentielles, ainsi que nous l'avons vu.

De plus, sa construction est simple et peu dispendieuse, on peut le faire fabriquer et réparer partout.

Il suffit de détacher les bandages ou, avec notre modification, la brassière, ainsi que les bracelets des cuisses, pour mettre le malade complètement à nu et procéder aux soins de propreté sans imprimer aucun mouvement à la hanche malade. Ces soins par suite sont renouvelés chaque jour sans aucun embarras et au grand avantage du patient.

EXTENSION CONTINUE.

A l'immobilisation, il y a grand avantage à ajouter, dès le début de la coxotuberculose, l'action de l'extension continue à l'aide d'un poids.

Le malade étant bien fixé sur l'appareil, la contrextension est du même coup réalisée d'une manière suffisante. L'extension est appliquée autant que possible exclusivement sur la cuisse. L'emploi des guêtres diverses à l'aide desquelles les tractions sont toujours exercées en grande partie, sinon complètement, sur le cou-de-pied et sur la jambe, est souvent la cause de la distension des ligaments du genou, du relâchement et même parfois d'une sorte de dislocation de cette jointure. L'appareil extenseur doit saisir la cuisse au-dessus des condyles fémoraux. Le plus souvent on le fait avec l'emplâtre de diachylon.

Nous procédons de la manière suivante : deux bandes de diachylon ayant la forme d'un triangle isocèle d'une longueur égale à celle de la cuisse sont découpées depuis leur base jusqu'au voisinage de leur sommet, en cinq ou six lanières comme des lames d'éventail. On les applique sur la cuisse l'une en dedans, l'autre en dehors, de telle sorte que le sommet du triangle réponde au niveau du genou, et on les fixe de bas en haut par un bandage roulé, en ayant soin de rabattre l'extrémité supérieure des lanières de diachylon et de les recouvrir de nouveaux tours de bande. En aucun point le diachylon ne reste exposé à l'air ; on empêche ainsi l'emplâtre de rancir et de causer le développement d'éruptions cutanées.

Aux deux sommets des triangles de diachylon, de chaque côté du genou, on attache par une couture les deux extrémités d'une bande de toile dont la partie moyenne embrasse la plante du pied à la manière d'un étrier. Après avoir recouvert les condyles fémoraux, la jambe et le cou-de-pied d'une couche d'ouate, on fixe la bande de toile par-dessus cette ouate à l'aide d'un second bandage roulé. La couche d'ouate a l'avantage de prévenir les écorchures, les escarres même, dont j'ai souvent vu les traces au niveau du genou et du cou-de-pied chez les malades qui avaient été soumis à l'extension continue.

Avec cette disposition, que nous trouvons du reste en partie décrite dans le livre de Sayre[1], l'extension n'agit que sur la cuisse. La corde qui soutient le poids et passe sur la poulie fixée au pied de la gouttière de Bonnet ou du matelas de Lannelongue, vient s'attacher à la bande en étrier.

D'autres moyens ont été employés. Nous avons remplacé le diachylon par un bracelet de gutta-percha recouvrant la cuisse sur une hauteur d'environ 15 centimètres et moulé inférieurement sur les saillies des condyles fémoraux. Deux forts crochets attachés latéralement au bord inférieur du bracelet servent d'attache à la bande qui descend au-dessous du pied. La gutta-percha s'applique bien sur la peau et glisse peu. On peut du reste chaque jour enlever et remettre en place le bracelet, qui est fendu antérieurement et fixé par quatre ou cinq tours de bande ou de courroie.

M. Cartier, ancien interne de l'Hôpital maritime, applique deux bracelets de peau, l'un au-dessus du genou, l'autre au-dessus du cou-de-pied, et il dispose les lacs extenseurs de manière à répartir l'extension également sur la cuisse et sur la jambe.

Il vaut mieux qu'aucune traction ne soit exercée sur la jambe. Aussi n'employons-nous jamais les longues bandes de diachylon appliquées à la fois sur la cuisse et sur la jambe. Les longues guêtres orthopédiques en cuir recouvrant la jambe et la cuisse glissent et se plissent constamment, et sont toujours d'un médiocre usage.

Ces détails, sans grand intérêt pour les personnes ex-

1. L. A. SAYRE. *Orthopedic Surgery and Diseases of the joints.* 2e édition, 1885, p. 277.

périmentées, nous sont inspirés par la difficulté d'appliquer correctement l'extension sur la cuisse et par la manière défectueuse dont cette extension est généralement pratiquée.

J'ajoute encore que l'appareil, quel qu'il soit, exige une surveillance attentive. Les jeunes enfants le salissent fréquemment, ce qui nécessite son renouvellement. On doit s'enquérir chaque jour s'il n'y a pas de blessure de la peau, spécialement au niveau du genou et du cou-de-pied. En tout cas, l'appareil est enlevé complètement au moins tous les quinze jours.

Le poids qu'il convient d'employer varie avec l'âge et la vigueur du sujet. Chez les jeunes enfants, on commence par 500 grammes et on arrive progressivement en quelques jours à 2 ou 3 kilos. Après dix ans, le poids peut être augmenté jusqu'à 4 et même 5 et 6 kilos, rarement davantage. On a atteint le maximum lorsque l'extension, jusque-là bien supportée, devient incommode et trouble le sommeil.

Lorsque l'extension est appliquée, on doit veiller à ce que le pied conserve sa direction normale. A défaut de cette précaution, nous avons vu la rotation du membre en dehors se prononcer à ce point que le bord externe du pied se trouve appliqué sur le plan du lit. Cette déviation, une fois produite, devient au bout de peu de temps fort difficile à corriger. Nous voyons en ce moment deux enfants dont la coxalgie paraît à peu près guérie et chez lesquels la rotation du pied en dehors, consécutive à l'extension continue mal surveillée, atteint un degré extrême.

Le seul moyen de la corriger sera une ostéotomie sous-trochantérienne.

Ceci nous amène à examiner brièvement quels sont les effets physiques de l'extension continue sur la hanche.

Les expériences entreprises sur ce point ont conduit à des résultats contradictoires. Kœnig expérimentant sur la hanche saine *post mortem* a montré que sous l'influence d'une traction de 4 kilos il n'existe plus nulle part de point de contact entre la tête fémorale et les parois de la cavité cotyloïde. Par conséquent, l'extension à l'aide des poids a pour effet de modifier les points de pression pathologique et ensuite de produire un écartement des surfaces articulaires, qui dès lors n'ont plus à subir de pression réciproque. Busch et Albert seraient arrivés à ce résultat paradoxal que la pression intra-articulaire, au lieu d'être diminuée par l'extension, serait au contraire augmentée.

Les expériences cadavériques sur la hanche saine ne permettent aucune conclusion démonstrative. Les conditions, en effet, sont radicalement différentes de celles où l'on se trouve chez le sujet vivant dont la hanche est malade. Lannelongue a fait l'autopsie d'un sujet atteint d'une coxalgie qui datait de six mois environ. Le membre inférieur avait été soumis, pendant une période de 45 jours, à une traction continue par des poids de 2 kilogrammes d'abord et de 5 kilogrammes ensuite.

L'extension continue fut maintenue après la mort et la hanche congelée par contact avec un mélange réfrigérant pendant 14 heures. Ensuite on fit avec la scie une coupe passant par l'axe du col fémoral.

Les résultats obtenus en pareil cas paraissent reproduire ce qui se passe sur le vivant. « On voit tout de suite, dit Lannelongue, que les surfaces ne sont pas en contact en haut et au centre. Au centre, on peut mesurer deux millimètres d'écart entre le cartilage de la tête et le cartilage de la cavité cotyloïde. En haut et en dehors, il y a un demi-centimètre d'intervalle entre ces mêmes surfaces. Au contraire, en bas, le cartilage de la tête et celui de la cavité sont en contact. De plus, on voit qu'en bas la capsule est pressée et tendue sur la tête du fémur, tandis qu'en haut l'intervalle existant entre les surfaces articulaires est rempli par une couche de fongosités molles qui n'adhèrent pas aux surfaces cartilagineuses. J'ajoute que la tête a subi un mouvement d'abaissement, attendu qu'il y a près de la moitié de sa surface qui est en dehors du cotyle, et que cette partie est arrondie, tandis que la supérieure est aplatie. »

L'interprétation de Lannelongue est en rapport avec les résultats cliniques de l'extension continue. A une période précoce de la coxotuberculose, alors que la contracture musculaire, les douleurs du genou et de la hanche sont les symptômes dominants, l'extension continue est, avec le repos de l'articulation, un procédé thérapeutique très efficace. Sous l'influence de ces deux moyens combinés, les douleurs cèdent rapidement, la contracture est vaincue, et la position vicieuse du membre corrigée au moins partiellement.

D'après ce qui précède, le traitement local de la première période de la coxotuberculose consiste essentiellement à tenir le malade couché sur un appareil portatif, à immobiliser la hanche et à pratiquer l'extension continue sur la cuisse.

Les symptômes ne tardent pas en général à céder l'un après l'autre. La douleur du genou et les contractions s'atténuent rapidement. La douleur de la hanche à la pression, plus tenace, devient elle-même obscure, mal déterminée, au bout de quelques semaines, d'un à trois mois au plus. Au bout de cette période, l'amélioration est en tout cas très sensible et, souvent l'atrophie musculaire et l'adénopathie inguinale sont les seules traces sensibles de la maladie.

Toute douleur, toute sensibilité anormale à la pression peuvent avoir disparu et la marche a repris ses caractères normaux. Mais on se gardera d'accepter sans de grandes réserves cette apparence de guérison. Nous avons déjà eu l'occasion de dire que les symptômes du début, atténués ou même disparus à la suite d'une période de repos, se montrent de nouveau avec une aggravation notable dès que l'on autorise le malade à marcher et à reprendre sa vie habituelle.

Nous avons longuement insisté déjà sur les fautes de pratique, commises habituellement dans ces circonstances. Un coxalgique au début de son affection est tellement amélioré par un traitement de quelques semaines, que les parents et quelquefois le médecin ont l'illusion d'une guérison réelle. Les précautions prises sont supprimées. La maladie ne tarde pas à reparaître, on revient au traitement. Puis de nouveau le malade est abandonné à lui-même. On passe ainsi par une suite d'alternatives qui conduisent inévitablement aux accidents les plus graves au bout de quelques mois.

D'après les considérations que nous avons exposées ailleurs sur l'interprétation qu'il convient de donner aux premiers symptômes de la coxotuberculose, le soulagement éprouvé par les malades au début de leur affection sous l'influence du repos est dû à l'atténuation des phénomènes inflammatoires de l'arthrite coxo-fémorale. Cette arthrite très peu vive est facilement calmée; mais sa cause, que l'on trouve presque toujours dans une lésion osseuse, persiste constamment, prête à reproduire les mêmes effets sous l'influence de la marche.

Nous ne craignons pas d'être taxé d'exagération en

estimant à un an ou même à dix-huit mois la durée moyenne du traitement de la coxalgie au début. Si quelques cas exceptionnellement heureux ont pu aboutir à une guérison solide après un repos de quelques mois seulement, le nombre considérable des récidives graves que l'on observe après dix, quinze, vingt mois de traitement sans interruption doit plutôt servir de base à la conduite à tenir.

D'ailleurs les signes certains de la guérison font défaut. La disparition de la plupart des symptômes ne peut donner aucune assurance. Aussi, lorsqu'on en arrive à autoriser les malades à marcher, ne le fait-on qu'avec une réserve timide, en recommandant des essais lentement progressifs, en surveillant attentivement tous les symptômes, douleur, fatigue, attitude, etc., afin de revenir au traitement aux moindres indices de récidive.

AGENTS MODIFICATEURS DES FOYERS TUBERCULEUX.

Nous n'avons point parlé des révulsifs : teinture d'iode, vésicatoires, pointes de feu. Pas plus au début que plus tard, l'efficacité de ces moyens thérapeutiques n'est démontrée. Leur emploi est d'ailleurs de plus en plus abandonné.

Nous voudrions au contraire nous appesantir longuement sur les tentatives rationnelles entreprises depuis quelques années pour atteindre et détruire directement les foyers tuberculeux osseux et articulaires. Mais en ce qui concerne la hanche, on en est resté jusqu'ici à la période d'essai, et les méthodes n'ont pas donné des résultats tels qu'on puisse encore actuellement les faire entrer dans la pratique courante.

Les injections d'acide phénique en solution faible ou en

solution forte (Hueter) ne nous arrêteront pas. Leur efficacité n'a pas été démontrée même pour les articulations superficielles comme le genou.

La méthode de notre maître Lannelongue, qui détruit les fongosités en injectant une solution au dixième de chlorure de zinc au milieu même des foyers fongueux et à leur périphérie, à la surface des os, autour de la synoviale et accidentellement dans l'articulation même, en un mot en infiltrant les parties malades de la solution antiseptique, a fourni des preuves de son efficacité pour d'autres articulations, spécialement pour le genou, le cou-de-pied, le tarse et le poignet. Mais son application à la hanche reste entourée de difficultés et d'incertitude. Tandis qu'au poignet, au genou, au tarse les foyers fongueux sont assez superficiels pour qu'il soit possible de déterminer exactement leur siège et leurs limites, et par suite de porter le liquide modificateur dans leur épaisseur et à leur périphérie, on manque de précision lorsqu'il s'agit de la hanche. Comment déterminer le siège exact du foyer osseux primitif dans le col fémoral ou dans la paroi du cotyle? Quel signe indique la partie de la synoviale qui est plus particulièrement envahie par les fongosités? En outre, la hanche est cachée de tous côtés par des couches épaisses de parties molles. Les surfaces osseuses ne peuvent être explorées directement en quelque sorte et avec précision par l'aiguille de la seringue à injection, comme on le fait pour les articulations superficielles. Aussi, malgré un certain nombre d'essais dont quelques-uns ont été heureux, on ne peut quant à présent faire entrer les injections de chlorure de zinc suivant la méthode de Lannelongue dans la pratique habituelle.

Ce n'en est pas moins de ce côté que les chercheurs doivent diriger leurs efforts. Détruire le foyer tuberculeux par une médication générale ou locale, tel est le but à atteindre. Nous verrons plus tard qu'aucune médication générale ne peut être considérée comme spécifique. La méthode de Lannelongue se propose d'agir localement, et ses résultats sont dejà tellement heureux qu'on reste convaincu que des progrès seront faits dans la direction qu'elle indique.

TRAITEMENT A LA DEUXIÈME PÉRIODE

A la deuxième période, la hanche est plus ou moins fléchie et généralement déviée en abduction avec rotation en dehors. Les phénomènes douloureux tiennent une place très variable : tantôt presque nuls, tantôt très accentués. La région de la hanche est souvent le siège d'un empâtement plus ou moins volumineux; d'autres fois elle est simplement atrophiée et les reliefs osseux, comme le grand trochanter et la tête fémorale, se prêtent aisément à l'exploration.

Les indications générales du traitement sont les mêmes qu'au début de l'affection et elles s'imposent avec plus de rigueur ou plutôt elles apparaissent plus évidentes.

Le malade doit être astreint à l'immobilisation dans le décubitus dorsal. L'extension continue est aussi d'une application très fréquente.

Lorsque la position anormale de la hanche est de date récente, elle cède souvent, au moins en partie, à la seule influence du repos: la douleur et les contractures s'apaisent, les mouvements et spécialement la flexion reprennent plus d'étendue, l'extension et l'abduction reparaissent plus difficilement.

Cette amélioration est plus sensible et plus rapide si à l'immobilisation on ajoute l'extension continue. C'est en effet surtout à cette période que l'extension continue donne les résultats les plus heureux. Sous son influence, les douleurs spontanées du genou et de la hanche, les cris nocturnes cessent habituellement d'une manière assez rapide. La flexion de la cuisse elle-même ne tarde pas à diminuer. Pour obtenir ces modifications favorables par l'extension, il faut savoir en quelque sorte la doser. On augmente le poids progressivement tant qu'il est bien supporté; sitôt qu'il occasionne une gêne notable le jour ou la nuit, on s'arrête, ou même, s'il est nécessaire, on diminue un peu la force de l'extension. Le maximum est habituellement de 2 à 4 kilos pour les enfants jeunes, de 4 à 6 kilos pour les sujets vigoureux et plus âgés.

Le bénéfice de l'extension se fait sentir habituellement au bout de deux ou trois semaines. Les douleurs, et en particulier la douleur du genou, sont rapidement calmées. Si l'attitude vicieuse doit être corrigée par ce moyen, le membre se défléchit, au moins partiellement, en même temps que les douleurs cèdent. Cette dernière partie des effets de l'extension ne peut être escomptée et n'est obtenue que dans la coxotuberculose d'origine récente, alors que la contracture est la cause exclusive des déviations de la cuisse et que les parties fibreuses de la racine du membre n'ont pas encore eu le temps de se rétracter.

Redressement brusque et appareil plâtré. — Dans des conditions opposées, c'est-à-dire lorsque l'attitude vicieuse est déjà ancienne et qu'en même temps la hanche est masquée par un empâtement considérable, le traitement chirurgical comporte des indications nouvelles.

Le meilleur et souvent le seul moyen de corriger l'attitude vicieuse consiste à pratiquer le redressement brusque sous le chloroforme. Le malade étant endormi complètement, on commence par mobiliser la hanche et par rompre, non les adhérences intra-articulaires, qui n'existent pas habituellement, mais les parties fibreuses bridant l'articulation de tous côtés, en imprimant des mouvements dans toutes les directions, flexion, extension, adduction, abduction. On insiste davantage sur le mouvement qui est le plus limité, sur l'extension. Ces manœuvres exigent souvent l'emploi de la force, mais n'excluent jamais une grande prudence : on a toujours présente à la mémoire la fragilité du fémur. C'est ainsi qu'il faut se garder de presser avec violence sur le genou, le bassin étant immobilisé par un aide : on s'exposerait à produire une fracture. On saisit la cuisse vers sa partie moyenne, ou même un peu plus haut. Cette précaution s'impose plus rigoureusement si l'on opère sur de jeunes enfants.

Rarement l'articulation elle-même résiste aux manœuvres du chirurgien, mais on trouve assez souvent au contraire un obstacle insurmontable dans la rétraction des muscles et des aponévroses. Dans les cas invétérés, le fascia lata forme au-dessous de l'épine iliaque antéro-supérieure une corde épaisse et tendue qui ne se laisse ni rompre, ni allonger le plus souvent. Il n'y a aucun inconvénient à le sectionner largement avec un ténotome. Cela fait, on arrive généralement sans difficulté à étendre la cuisse. Les déviations latérales, abduction et adduction, sont presque toujours corrigées assez facilement à la seconde période de la coxalgie, avant la luxation.

Nous avons indiqué un accident pouvant se produire au moment du redressement forcé, la fracture du fémur. C'est une fracture sous-trochantérienne. Nous l'avons vu survenir deux fois. Ses suites n'ont aucune conséquence défavorable. Elle a permis de mettre la cuisse dans une bonne position. Le résultat a été celui d'une ostéoclasie manuelle, pratiquée volontairement. La consolidation s'est effectuée sans précautions autres que celles qui sont nécessaires pour maintenir la bonne position du membre après le redressement forcé.

On pourrait se contenter, dans les cas les moins anciens, de bien fixer le malade dans une gouttière de Bonnet lorsqu'on a cet appareil à sa disposition. Mais il vaut beaucoup mieux, à notre avis, recourir au moyen qui donne de si bons résultats après les redressements du genou et du pied, à l'appareil plâtré. Nous l'employons journellement à Berck : aussi en avons-nous simplifié la construction autant qu'il nous a été possible.

Le caleçon appliqué sur la peau par plusieurs chirurgiens n'est pas indispensable si l'on ne veut faire de l'appareil plâtré qu'un usage temporaire; nous l'avons supprimé. Toute espèce d'attelle a été également laissée de côté; la résistance du plâtre suffit lorsque, après le redressement, l'on maintient les malades au repos, comme on doit le faire.

Après avoir essayé de réduire l'appareil à une large attelle antérieure ou latérale remontant jusqu'au thorax, nous sommes revenu à l'appareil circulaire embrassant le tronc depuis le bassin jusqu'à la partie moyenne du sternum et le membre inférieur jusqu'au genou ou jusqu'au pied si l'on veut corriger un mouvement anormal de rotation.

Aussitôt après le redressement, le malade tout endormi est placé sur la table à pelvi-support; un aide maintient la bonne position des deux membres inférieurs. On recouvre d'une épaisse couche d'ouate les parties que doit embrasser l'appareil, tronc et membre inférieur. La couche qui répond à la paroi abdominale antérieure est doublée ou triplée d'épaisseur, afin d'éviter la gêne respiratoire qui surviendrait sans cette précaution. Un bandage modérément serré maintient la couche d'ouate, qui doit offrir une surface régulière.

Pour appliquer la couche plâtrée, nous n'avons recours ni aux bandes plâtrées d'avance, ni à l'emploi de l'eau tiède. Le plâtre est gâché dans une terrine suivant les règles habituelles. On y roule des bandes larges de 15 centimètres au moins et formées de six feuilles de tarlatane. La préparation et l'application de ces bandes se font en quelques minutes. On veille à recouvrir la hanche non seulement en dehors et en avant, mais aussi en arrière. Si l'on oublie ce dernier point, le bassin s'échappe en quelque sorte de l'appareil et la flexion tend à se reproduire.

On ne laisse le malade se réveiller que lorsque l'appareil est sec. Il est ensuite couché soit sur le matelas de Lannelongue, soit sur un matelas ordinaire, mais mince et dur et soutenu par une planche, qui le maintient droit.

L'usage de cet appareil est prolongé plus ou moins longtemps, suivant nombre de circonstances. Chez des enfants qui ont atteint 6 à 8 ans, et au-dessus, il peut rester en place six, huit, douze semaines sans aucun inconvénient. Il est presque toujours sali et mouillé par les enfants plus jeunes, quelques précautions de propreté que l'on imagine. A l'âge de 2 ou 5 ans, son emploi est rarement pratique.

Pendant la durée de l'appareil, il est urgent de surveiller attentivement toutes les parties du corps qui peuvent être blessées, de se tenir prêt à renouveler la couche d'ouate là où il est besoin, de supprimer à l'aide d'un sécateur les parties de l'appareil qui pressent sur la peau.

L'examen de ces détails est à renouveler tous les jours si l'on veut éviter des ulcérations qui pourraient prendre une grande étendue.

Après la suppression de l'appareil plâtré, on maintient le redressement acquis du membre en revenant aux pro-

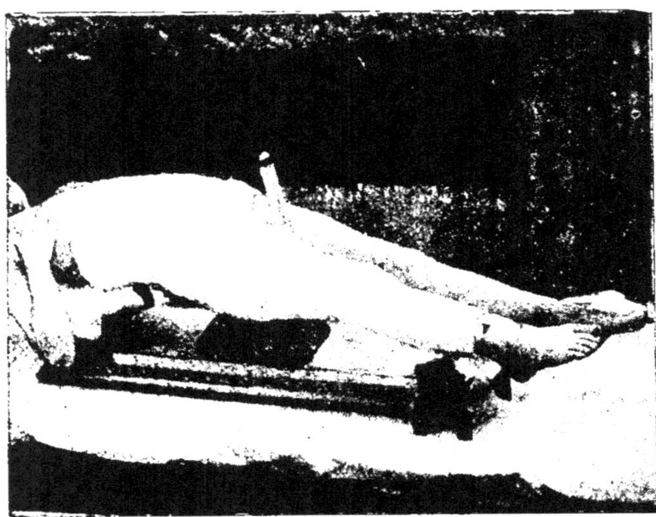

Fig. 14. — Appareil plâtré circulaire appliqué après redressement de la hanche sous le chloroforme.

cédés d'immobilisation indiqués précédemment : appareil de Lannelongue et extension continue.

Nous avons parlé à plus d'une reprise de l'empâtement plus ou moins volumineux qui se développe autour de la hanche sous l'influence de la marche, d'une maladie infectieuse comme la rougeole, ou simplement d'une évolution spontanément grave de la coxalgie. Cet état coïncide avec une mauvaise santé générale, une perte de l'appétit, une pâleur terreuse du visage et un amaigrissement très marqué. Le renflement de la cuisse ressort d'autant plus que le reste du membre est profondément atrophié.

Le moyen de traitement qui convient en cette circonstance est une immobilisation rigoureuse. Si le membre est dans une mauvaise position, on pratique le redressement forcé; ensuite, pour immobiliser la hanche, nous avons recours à l'appareil plâtré tel que nous l'avons décrit. C'est cet appareil qui nous a fourni les meilleurs résultats. La fixation rigoureuse sur l'appareil de Lannelongue peut aussi assurer l'immobilisation. Cependant nous préférons l'appareil plâtré jusqu'à ce que l'empâtement soit en voie de résolution. Nous avons observé plusieurs malades chez lesquels cette amélioration a été obtenue en quelques semaines avec un seul appareil plâtré ou avec deux de ces appareils appliqués successivement.

Au contraire, le seul repos au lit et une immobilisation imparfaite ne donnent, dans le cas d'empâtement qui nous occupe, que des résultats défavorables. L'endolorissement de la hanche, qui est fréquent, est entretenu par les mouvements, le gonflement se maintient ou augmente même et un abcès finit par se développer.

Ce n'est pas à dire que les appareils plâtrés, qui bien construits réalisent l'immobilisation de la hanche d'une manière presque aussi parfaite que la gouttière plâtrée réalise l'immobilisation du genou, soient exempts de notables défauts.

On ne saurait, sans aucun doute, dissimuler l'inconvénient réel qu'ils ont d'empêcher la surveillance directe de la région de la hanche. Il n'est pas rare qu'un abcès se forme sans aucun signe subjectif qui l'annonce, sans douleur et sans fièvre. On peut ne le découvrir qu'après l'ablation du revêtement plâtré qui le cache. Chez un enfant envoyé à Berck avec un appareil plâtré double, recouvrant deux coxotuberculoses, nous avons trouvé un abcès de chaque côté en mettant les deux hanches à nu. Les surprises de ce genre ne sont pas exceptionnelles. Cependant on arrive à surveiller en grande partie l'état

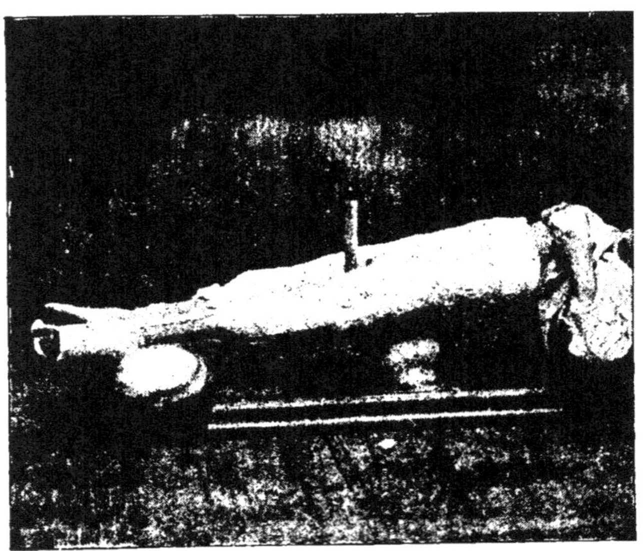

Fig. 15 — Appareil plâtré circulaire appliqué après redressement des deux hanches dans un cas de coxotuberculose bilatérale. Le même sujet est atteint d'un foyer tuberculeux du tarse gauche guéri après une injection de chlorure de zinc.

de la hanche en insinuant la main en avant du côté du pli de l'aine entre l'appareil plâtré et la surface de la peau; de même en arrière du côté de la fesse. Ces explorations, bien qu'incomplètes, ne laissent pas ignorer la présence d'un abcès de quelque importance.

On peut aussi reprocher à l'appareil plâtré de rendre

les soins de propreté difficiles. Aussi ne doit-on le laisser en place que pendant une période limitée à deux mois, à trois mois au maximum.

En outre, leur usage est limité à des indications particulières, comme celles que nous venons de leur assigner. Nous les supprimons dès que l'empâtement périarticulaire a disparu, ou dès que la bonne position rendue à la hanche par le redressement brusque peut être maintenue par une immobilisation moins rigoureuse.

L'appareil plâtré n'exclut pas l'extension continue Mais il est difficile d'appliquer l'appareil extenseur d'une manière parfaite, nous voulons dire de le faire agir exclusivement sur la cuisse. On peut, pour un temps limité, pratiquer l'extension en partie sur la cuisse, en partie sur la jambe ou même entièrement sur la jambe, lorsqu'on ne peut faire mieux; en pareil cas on applique une extension modérée, et pendant une période qui ne dépassera pas quelques semaines, de peur de produire le relâchement du genou dont il a été question précédemment.

Dans les cas où l'empâtement de la cuisse est combiné avec une position vicieuse, le redressement forcé sous le chloroforme est le premier temps du traitement. L'appareil plâtré appliqué ensuite est surveillé avec d'autant plus d'attention que le traumatisme du redressement dans ces conditions peut être suivi de la production d'un abcès.

Si les moyens que nous venons de mentionner, redressement et immobilisation rigoureuse, produisent un résultat heureux, la hanche reprend une bonne attitude, le gonflement des parties molles voisines diminue ou disparaît, les douleurs spontanées et les douleurs à la pression cèdent plus ou moins complètement. L'état de la hanche peut même redevenir à peu près ce qu'il était au début de la coxotuberculose après une période de repos. En général, cependant, il reste une raideur persistante, et même le plus souvent définitive de la hanche. Mais ce n'est pas une règle absolue. Nous avons observé des malades dont le traitement par l'immobilisation rigoureuse et l'extension continue n'avait été commencé qu'à cette période où la hanche en position vicieuse est le siège d'un tel degré d'empâtement qu'on doit craindre la production prochaine d'un abcès. Ces désordres ont été en grande partie supprimés. La hanche a non seulement repris la souplesse de ses parties molles, mais aussi a recouvré des mouvements étendus.

À ces faits heureux on peut en opposer d'autres, plus nombreux, dans lesquels on ne peut éviter l'apparition des abcès. Dès lors naissent des indications nouvelles formant un chapitre spécial du traitement.

On ne saurait taxer d'impuissance et d'inutilité l'immobilisation et l'extension continue, parce que ces deux moyens ne conviennent pas à tous les cas sans distinction. Lorsque leur application est faite et surveillée d'une manière judicieuse, leurs résultats combinés sont presque toujours heureux.

Il ne saurait être question de discuter l'action de l'extension continue sans immobilisation. On ne peut appliquer convenablement l'extension continue sans immobilisation préalable de la hanche. C'est dire qu'on a fait fausse route lorsqu'on a comparé les résultats de l'extension continue avec ceux de l'immobilisation, ou vanté l'un de ces moyens au détriment de l'autre. Ils agissent de concert et non d'une manière isolée.

Nous avons essayé d'indiquer dans quel cas l'immobilisation doit être particulièrement rigoureuse. C'est dans la coxalgie compliquée de douleur et d'empâtement articulaire. En pareil cas l'appareil plâtré nous a servi souvent à calmer en quelques jours une poussée douloureuse, et à diminuer sinon à faire disparaître un empâtement de la hanche qui semblait faire craindre l'apparition d'un abcès.

Par l'extension continue, on arrive aussi à calmer la douleur, sans appareil plâtré, lorsque l'affection tuberculeuse est de date assez récente. Dans les cas invétérés, le redressement brusque, suivi de l'application d'un appareil plâtré, nous a donné des succès là où l'extension continue, associée avec une immobilisation moins rigoureuse, avait échoué.

En résumé, la coxotuberculose de date assez récente, avec ankylose surtout musculaire, doit être traitée par l'immobilisation avec l'appareil de Lannelongue : immobilisation et extension continue. La hanche se redresse et cesse d'être douloureuse.

Le redressement brusque, sous l'action du chloroforme, devient nécessaire dans les cas déjà invétérés. La fixation de la hanche dans une attitude vicieuse n'étant plus produite exclusivement par les muscles, mais étant plutôt due à la rétraction fibreuse, l'extension continue reste impuissante à redresser la cuisse.

L'immobilisation rigoureuse avec l'appareil plâtré convient spécialement à la coxotuberculose compliquée de douleur violente et persistante et d'empâtement périarticulaire.

S'il était permis de définir brièvement l'action de chacun des moyens de traitement dont on dispose, nous dirions :

L'immobilisation calme les phénomènes inflammatoires, comme l'a dit A. Bonnet, il y a cinquante ans. Elle doit être particulièrement rigoureuse en cas de poussée inflammatoire aiguë.

L'extension continue, associée à l'immobilisation, contribue avec elle au même résultat. Son influence heureuse est plus spécialement évidente dans la coxotuberculose d'origine assez récente. Elle s'oppose efficacement à l'ulcération compressive des surfaces articulaires, en luttant contre la tonicité et contre la contracture des muscles.

On doit faire intervenir le redressement brusque, sous le chloroforme, dans les déviations anciennes qui ne cèdent pas à l'extension continue parce qu'elles sont produites par des rétractions fibreuses.

Le traitement rationnel de la coxotuberculose avant la luxation et les abcès consiste dans l'association et le dosage de ces différents moyens, en faisant jouer à chacun le rôle qui lui convient, sans préférence exclusive et systématique.

CHAPITRE VI

TRAITEMENT (*fin*).

TRAITEMENT A LA TROISIÈME PÉRIODE

Nous avons vu que la troisième période, conventionnellement admise, était caractérisée par la suppuration, par la luxation pathologique ou par l'une et l'autre simultanément. Ces deux complications d'ordre différent comportent des indications spéciales à chacune d'elles ; on les envisagera l'une après l'autre.

TRAITEMENT DE LA SUPPURATION DANS LA COXOTUBERCULOSE.

Sous le terme général de suppuration, on réunit d'habitude les abcès fermés et les fistules. Cependant on sait qu'entre ces deux états pathologiques il y a une différence essentielle ; l'abcès tuberculeux ou tuberculome, celui que les anciens désignaient sous le nom de collection de pus, par opposition aux abcès vrais qui sont les abcès chauds, l'abcès tuberculeux, dis-je, contient des détritus organiques et non du vrai pus ; son contenu ne contient pas de microbes pyogènes. Il en est tout autrement du liquide que produisent les fistules. Ce liquide a tous les caractères infectieux et microbiologiques du pus. Nous avons insisté ailleurs sur cette distinction pathologique, on ne s'occupera ici que de ce qui concerne le côté pratique de la question, le traitement.

TRAITEMENT DES ABCÈS TUBERCULEUX NON OUVERTS.

Il y a un avantage considérable à éviter la transformation de l'abcès tuberculeux en fistule produisant un pus infectieux. Le but du traitement est bien déterminé : éviter la suppuration proprement dite et faire disparaître le tuberculome liquide ou abcès tuberculeux ; autrement dit, guérir l'abcès tuberculeux sans l'infection pyogénique. Le succès peut être obtenu par trois méthodes différentes :

l'expectation dans des conditions favorables, les ponctions suivies d'injections modificatrices, l'incision aseptique avec curettage, ou ablation totale.

Lorsqu'on découvre un abcès chez un coxalgique, on maintient les conditions indiquées précédemment pour la coxalgie non compliquée. Attitude couchée, immobilisation, extension continue. Si la cuisse est dans une position vicieuse très accentuée, on pratique le redressement, mais l'appareil destiné à maintenir le redressement devra laisser l'abcès à découvert, ce qui n'est pas toujours facile. Aussi lorsque l'attitude anormale est médiocrement prononcée, peut-on attendre la fin du traitement de l'abcès avant de redresser la cuisse; si l'on pratique le redressement, on devra se contenter le plus souvent de l'immobilisation à l'aide de l'appareil de Lannelongue ou d'un appareil mobile comme une attelle plâtrée.

Sous l'influence de l'immobilisation de la hanche et de conditions hygiéniques favorables, un abcès de petit ou de moyen volume se résorbe parfois spontanément au bout de quelques mois. Mais nous ne saurions dire et personne n'a appris à reconnaître à l'avance quels sont les abcès qui sont susceptibles de cette terminaison heureuse. Ils sont du reste trop peu fréquents pour qu'il soit permis d'escompter ces succès faciles.

On doit rapporter à la résorption spontanée les cas de guérison à la suite d'applications diverses sur la peau, parmi lesquelles on a vanté les badigeonnages iodés. Nous ne voulons pas nier que des exemples de résorption aient été observés dans ces conditions, mais l'action du topique nous semble avoir été minime ou nulle.

L'expectation n'est de mise que pour les abcès profonds et de petit volume pour lesquels aucun traitement n'est urgent. Ce sont du reste ceux-là qui d'une manière générale ont le plus de chance de se résorber spontanément.

Dès que la collection a pris un certain volume, celui d'une mandarine, d'une orange ou du poing, et surtout dès qu'il tend à devenir superficiel, on doit modifier sa marche par un traitement actif.

Nous ne nous arrêterons pas à la ponction simple, qui n'est qu'un palliatif comparable à la compression et aussi inefficace. La ponction doit être suivie d'une injection. Deux liquides se partagent actuellement la faveur générale comme agents modificateurs, l'iodoforme en solution dans l'éther à 5, à 10 pour 100, en suspension dans la glycérine dans les mêmes proportions, ou le naphtol camphré. Ce n'est pas le lieu de discuter ici les avantages et les inconvénients de chacun de ces liquides.

Actuellement nous procédons de la manière suivante. Nous nous servons de l'appareil de Potain, avec une disposition particulière. Deux flacons gradués contiennent l'un une solution saturée d'acide borique, l'autre du naphtol camphré ou de la glycérine iodoformée. Chacun de ces flacons est muni d'un bouchon de l'appareil de Potain avec ajutage à double tubulure et du tube en caoutchouc garni de bouts métalliques qui relie le flacon au trocart.

La peau étant aseptisée par un savonnage et un lavage avec la solution de sublimé au millième, nous pratiquons la ponction de l'abcès avec le plus gros trocart de la série de Potain. Ce trocart est celui qui nous paraît convenir le mieux par son diamètre. L'abcès est vidé sans aspiration : une pression modérée sur la poche favorise l'évacuation. Ensuite on injecte un peu de solution boriquée de manière à tendre modérément la poche. Ce liquide est ensuite évacué avec des restes de grumeaux ou de liquide puriforme. L'injection boriquée est répétée quatre, cinq fois et davantage, jusqu'à ce qu'elle ressorte à peu près limpide. La poche étant évacuée une dernière fois, on y injecte une quantité de naphtol camphré variant de 25 grammes à 50 grammes, selon la capacité de l'abcès. Le trocart est ensuite retiré et l'orifice de la ponction fermé à l'aide du collodion et d'un léger flocon d'ouate, remplaçant la baudruche autrefois employée.

Nous ne pratiquons pas l'aspiration pour vider l'abcès; elle est au moins inutile. Si le liquide ne s'écoule pas, c'est qu'un grumeau bouche la canule du trocart. On remédie à ce contretemps soit en introduisant la sonde mousse dans la canule, soit en injectant brusquement une petite quantité de solution boriquée.

Les injections boriquées ont pour effet de favoriser mécaniquement l'évacuation la plus complète possible du contenu de l'abcès, c'est-à-dire d'enlever tous les produits liquides et solides peu susceptibles de résorption. L'injection du naphtol camphré ou d'un liquide iodoformé a seule une action modificatrice.

On renouvelle cette ponction suivie d'injection, d'après le même procédé tous les 10 jours, tous les 15 jours, tous les 20 jours, selon la rapidité plus ou moins grande de la reproduction de l'abcès. Nous n'hésitons pas à refaire 3, 4, 5, 6 fois cette injection médicamenteuse, que nous considérons comme une sorte de pansement de l'abcès plutôt que comme un acte opératoire.

Les quatre cinquièmes au moins des abcès tuberculeux guérissent par ce procédé sans laisser de fistule, dans une période de temps qui varie entre un et quatre ou cinq mois.

Il n'est pas très rare qu'un abcès, superficiellement situé, s'ouvre spontanément par l'orifice qui marque le du trocart. Lorsque le fait se produit, on profite de la circonstance pour évacuer complètement le contenu de l'abcès — mélange de liquide puriforme et de liquide médicamenteux, puis on nettoie soigneusement la peau et on referme au collodion. Presque toujours l'orifice du trocart se cicatrise après cette évacuation, ce qui permet ultérieurement de faire une nouvelle ponction sur un autre point. Cette manière de procéder nous a paru de beaucoup supérieure à celle qui consiste à laisser la fistule ouverte. Cette fistule persistante expose à l'infection pyogène, à la moindre faute de pansement. A la longue cette infection est pour ainsi dire inévitable.

Dans les cas où l'on n'a pu empêcher la fistule de s'établir, deux éventualités sont possibles. Ou bien l'abcès a perdu, par suite de l'action du liquide injecté, sa communication avec la hanche et alors la fistule se ferme rapidement; ou bien cette communication persiste. Dans ce dernier cas, la fistule expose à tous les accidents de la suppuration proprement dite : écoulement plus ou moins abondant d'un pus infectieux, rétention du pus, formation de nouveaux abcès, altération de l'état général. Toutes ces conséquences ont été précédemment exposées. C'est pour les éviter que nous nous rattachons à la méthode des injections modificatrices.

Cette méthode moins brillante peut-être en apparence, moins rapide dans ses effets thérapeutiques que l'incision et le curettage, nous semble cependant mériter la préférence, elle expose moins aux fistules persistantes.

Par l'incision, même suivie, du curettage on ne fait malheureusement qu'une opération incomplète, parce que l'abcès communique avec l'articulation et qu'à moins de pratiquer la résection de la hanche, on n'enlève pas toute la lésion. Cette communication n'empêche pas toujours une réunion par première intention, mais l'abcès ne tarde

pas à se reproduire. Si la réunion par première intention
a échoué par suite de l'écoulement du pus venant de l'articulation, une fistule s'établit. Cette fistule persistante ne
manque guère de se former après une deuxième ou une
troisième incision. Aussi, en dehors du cas exceptionnel
d'abcès indépendant de la hanche, cas difficile à reconnaître d'avance, l'incision et le grattage conduisent-ils à
la fistule et c'est ce qui nous y fait renoncer. L'incision
n'est indiquée que lorsqu'un abcès infecté et devenu douloureux a revêtu les caractères de l'inflammation et que
son ouverture spontanée est reconnue inévitable. Pour
les abcès tuberculeux non modifiés, non infectés, elle
doit être rejetée.

Le seul moyen réellement curatif des abcès tuberculeux
de la coxalgie, que nous ayons actuellement à notre disposition, est l'injection modificatrice avec l'iodoforme ou le
naphtol camphré comme agent antiseptique. Ce n'est pas
que nous n'admettions l'efficacité des autres antiseptiques,
tels que l'acide phénique, mais ils nous semblent plus
dangereux et leur action est moins sûre.

En résumé, en présence d'un abcès profond et de petit
volume, il est permis de s'abstenir d'aucune intervention
en se contentant d'immobiliser la hanche. Si cet abcès
augmente de volume ou même reste indéfiniment sta-
tionnaire, on a recours à la ponction suivie d'injection.
Plus de 75 pour 100 des abcès guérissent par ce moyen
sans fistules. Un certain nombre de fistules guérissent
rapidement. D'autres fistules, conservant leur origine
articulaire, persistent et constituent les insuccès.

La guérison d'un abcès symptomatique est un résultat
très favorable sans aucun doute. Mais elle n'est pas syno-
nyme de guérison de la coxalgie. La complication seule

a disparu, l'arthrite non guérie exige les moyens de traitement de la deuxième période.

TRAITEMENT DES FISTULES.

Les fistules exigent un traitement différent selon leur gravité.

Une fistulette ne donnant lieu qu'à un écoulement minime de pus ne compromet pas la santé générale. On la recouvre d'un pansement antiseptique bien fixé et le malade est immobilisé suivant les règles habituelles. Aucune intervention chirurgicale n'est alors indiquée. Mais les pansements doivent être faits avec soin, maintenus rigoureusement et renouvelés en temps utile. On ne peut oublier que la fistulette expose le malade à une infection extérieure, source d'accidents graves de toutes sortes. Les précautions sont encore plus rigoureusement nécessaires si l'on a des raisons de penser que le trajet fistuleux conduit jusqu'à l'articulation.

Lorsqu'une fistule articulaire suppure abondamment, l'application de pansements superficiels ne suffit plus. Si l'on reconnaît que l'abondance du pus soit attribuable aux sinuosités et aux diverticules du trajet, on régularise le drainage. Cette intervention demeure incomplète, et la suppuration est rarement réduite en quantité dans de notables proportions. La raison en est que l'articulation de la hanche se prête mal par ses dispositions anatomiques à un drainage parfait. Un drain debout ne permet pas un lavage antiseptique de l'articulation, même lorsqu'il arrive jusqu'au voisinage immédiat de la cavité articulaire, et on obtient des résultats meilleurs par un drainage en tunnel ; encore la cavité de la hanche, occupée

par la tête fémorale, est-elle difficile à nettoyer. C'est là
un fait dont nous avons maintes fois vérifié l'exactitude.
Il ne faut donc pas trop compter sur les effets du drainage.

Ce n'est pas à dire que la suppuration ne puisse parfois
être diminuée rapidement par ce moyen et réduite à un
écoulement minime. On observe assez souvent des amélio-
rations spontanées, je veux dire sans intervention aucune,
chez des sujets porteurs de plusieurs fistules avec une
suppuration diffuse. Nous voyons à l'Hôpital maritime
plusieurs coxalgiques qui ont été soumis à un traitement
très irrégulier et qui portent autour de la hanche trois,
quatre cicatrices et quelquefois davantage ; les enfants
n'ont subi aucune sorte d'opération et cependant la suppuration s'est tarie sous l'influence exclusive du milieu.
Je ne saurais citer un exemple plus frappant de cette terminaison heureuse que celui d'un enfant admis à Berck
en 1889 à l'âge de quatre ans. A l'époque de l'entrée,
Cazin décrit une coxalgie avec plusieurs fistules, de l'albuminurie et un état général qui fait écrire en note que
cet enfant n'aurait pas dû être admis à faire le voyage de
Berck.

Nous retrouvons cet enfant plus de deux ans après.
Aucune sorte d'opération n'a été pratiquée. Cependant
l'albuminurie a disparu, l'état général est très bon et la
suppuration réduite à une fistulette insignifiante ; le malade
se promène avec des béquilles. Il a été réclamé récemment par sa famille. Au moment de sa sortie la guérison
semble devoir être assurée moyennant quelques soins.

On ne peut espérer que les succès de ce genre soient
fréquents. Souvent la suppuration résiste à tous les soins
que l'on prend pour assurer le drainage et la régularité
des pansements. L'état général s'altère et on n'arrête la

marche aggravante de la maladie qu'au prix d'une résection.

Dans les cas relativement heureux où la suppuration
diminue spontanément, la guérison complète se fait
attendre fort longtemps. Une fistulette en apparence
sans gravité peut durer plusieurs mois, des années même,
et tout danger n'a pas disparu.

Elle peut à un certain moment être le siège d'accidents
qui aggravent subitement l'état du malade. Sous l'influence d'une infection nouvelle, ou d'une simple rétention du pus, un nouvel abcès se forme, suivi en général
d'une nouvelle fistule. J'ai vu récemment des accidents
infectieux graves survenir chez une jeune fille de douze
ans, coxalgique, trois mois après la fermeture de l'unique fistule qui s'ouvrait à la partie inférieure du triangle
de Scarpa. Bien que cette enfant eût été maintenue constamment au repos, un abcès nouveau s'est développé dans
la fosse iliaque interne avec une fièvre violente et des
frissons répétés : la température s'est élevée rapidement à 39,5 et à 40 degrés. Malgré des ponctions réitérées,
puis une ouverture large de l'abcès et même la résection,
la malade a succombé à une septicémie rapide. La gravité
des accidents septiques avait été en quelque sorte indiquée par le contenu de l'abcès iliaque. C'était un pus
noirâtre, mêlé de caillots sanguins très fétides. Une résection faite rapidement aurait peut-être rendu la vie sauve ;
un retard de trois jours a suffi pour supprimer cette
chance de succès.

En dehors de ces accidents tragiques, qui sont exceptionnels, le retour d'abcès nouveaux n'est point rare,
quelle que soit l'apparence bénigne de la fistule.

TRAITEMENT DES ABCÈS MIXTES OU SECONDAIRES.

Ces abcès, qui se développent, comme nous venons de le dire, chez des malades déjà atteints de fistules, ne sont pas des abcès tuberculeux simples; leur contenu est du pus véritable et contient des microbes pyogènes. Ils ne guérissent pas par les mêmes moyens que les abcès tuberculeux simples. Les ponctions et les injections sont généralement inefficaces pour eux. On est obligé de les inciser et de les drainer.

DE LA RÉSECTION DE LA HANCHE

La résection de la hanche est une opération de nécessité, réservée à la coxotuberculose suppurée et fistuleuse ne pouvant guérir par les autres moyens.

L'indication unique, pour ainsi dire, de la résection a été formulée déjà précédemment. Elle est tirée de l'abondance et de la persistance de la suppuration.

Déterminer à quel moment une coxalgie cesse d'être guérissable sans intervention opératoire est un problème délicat et même, croyons-nous, insoluble si l'on en juge d'après les faits observés. Tel cas, pour lequel on aurait à peine osé tenter la résection, a fini par guérir spontanément, contre tout espoir pour ainsi dire. Mais les faits de cette espèce sont des exceptions qui ne doivent pas servir de guide dans la pratique.

Dès que l'on a vu la suppuration persister de longs

mois malgré de bonnes conditions hygiéniques, malgré des pansements bien faits, et que son abondance menace la santé générale, la résection devient urgente. Attendre plus longtemps serait mettre le malade dans des conditions défavorables. Car les altérations osseuses, au lieu de se réparer, s'étendent et la santé générale s'altère.

Dans certains cas graves, on ne peut pas attendre longtemps après l'ouverture des abcès. L'abondance et le caractère infectieux de la suppuration commandent une décision plus prompte. Si l'on attend un certain temps après l'établissement d'une fistule articulaire, c'est que le malade conserve encore quelque chance de guérir sans opération. Mais cette attente, je le répète, ne doit pas être prolongée jusqu'à la période où la santé générale se trouve compromise par les dégénérescences viscérales et où la guérison locale est devenue difficile à cause de l'étendue et de la gravité des altérations articulaires.

En un mot, la résection ne doit pas être mise en réserve pour les cas désespérés. On la pratique à temps si l'on veut en obtenir de bons résultats.

Le problème des indications opératoires s'est souvent posé devant nous sous une autre forme.

Nous avons reçu à l'Hôpital maritime plusieurs malades dont l'état général offrait une telle gravité que les chances d'un succès opératoire semblaient minimes. Si l'on éprouve quelque difficulté pour marquer le moment où la résection commence à être indiquée, peut-on dire sans hésitation à quel moment elle cesse de l'être?

Pour plusieurs chirurgiens l'albuminurie est une contre-indication opératoire. Nous n'acceptons pas cette règle. En ce qui concerne les enfants, nous avons constaté que l'albuminurie n'augmente pas sensiblement la mortalité opératoire immédiate. Nous préciserons ce point dans la suite. Chez l'adulte, l'albuminurie n'est pas non plus une contre-indication absolue; témoin l'exemple, rapporté par M. Kirmisson, d'une malade que j'ai observée à l'hôpital Necker lorsque j'y étais chef de clinique. Cette femme, âgée de vingt-cinq ans environ, et atteinte d'une coxalgie fistuleuse, avait des urines albumineuses. Sa santé générale était profondément altérée et sa vie compromise. A mon instigation, M. Kirmisson consentit à lui donner la seule chance de guérison qui lui restait, une résection de la hanche. La malade survécut à l'opération et je l'ai revue plus tard avec une suppuration réduite à une fistulette insignifiante et avec un état général excellent : l'albuminurie avait cessé. Ce fait montre que l'albuminurie n'est pas même chez l'adulte une contre-indication absolue à la résection.

PROCÉDÉS OPÉRATOIRES DE LA RÉSECTION.

Nous ne voulons pas décrire ici les divers procédés opératoires. Cette question est exposée ailleurs dans tous ses détails [1].

L'incision a été variée d'un grand nombre de manières : incision verticale en arrière du grand trochanter, incision verticale en avant, incision oblique partant d'un point intermédiaire au grand trochanter et à l'épine iliaque antéro-supérieure et se dirigeant en bas et en arrière, incision en fer à cheval embrassant le grand trochanter, incision en fer à cheval répondant par sa convexité au sommet du grand trochanter, incision en crosse montant derrière le grand trochanter et embras-

1. Ollier, *Traité des Résections.* Vol. III. p. 14.

sant cette saillie osseuse par sa partie terminale concave. Nous avons observé toutes ces variétés, sans exception, sur des malades de l'Hôpital maritime, opérés antérieurement par divers chirurgiens. Aucune d'elles ne nous paraît mériter une préférence exclusive. Nous choisissons l'incision verticale qui suit le bord postérieur du grand trochanter, parce que c'est elle qui se prête le mieux au drainage. Quant à la partie supérieure de cette incision, le plus souvent il convient d'adopter la zone d'Ollier, formée d'un espace triangulaire, figurant un éventail dont le sommet répond à la moitié postérieure du grand trochanter ; ce qui revient à dire que l'incision peut être continuée, au-dessus du grand trochanter, soit sur le prolongement de sa partie inférieure, soit dans une direction oblique en haut et en avant ou bien en haut et en arrière.

Le détachement de l'insertion des fessiers peut être fait par la méthode sous-périostée suivant le précepte d'Ollier, bien que l'application de cette méthode offre moins d'importance dans la coxotuberculose suppurée que dans les résections orthopédiques. Nous trouvons peu d'avantages à détacher le grand trochanter à sa base (procédé à tabatière d'Ollier) pour découvrir l'articulation. Si l'on veut conserver le grand trochanter, il n'y a pas lieu de le diviser ; si on l'enlève, il importe peu qu'il ait été divisé ou non.

La capsule ou ses débris sont incisés sur le bord postéro-supérieur du col fémoral sur toute sa longueur et ensuite de dehors en dedans. La cavité articulaire étant ouverte largement, on peut reconnaître en partie la disposition de la tête fémorale, sa forme et ses rapports avec l'os iliaque.

Il nous paraît tout à fait superflu de luxer la tête avant

de sectionner le col fémoral, au moins chez les enfants. Une gouge à main ou simplement une rugine droite pénètre sans difficulté aucune à la limite du col et du grand trochanter dans le tissu friable du col fémoral et, par un mouvement de torsion peu violent, on extrait d'un seul coup la totalité ou la plus grande partie de la tête et du col. Ce qu'il en reste est enlevé à l'aide d'une forte curette. La surface de section est régularisée, s'il en est besoin, à l'aide d'une cisaille.

La tête et le col du fémur enlevés, on voit et on explore à l'aide du doigt le cotyle et l'extrémité supérieure du fémur. Avec la curette on enlève les fongosités qui remplissent la partie inférieure de la cavité de la hanche, ensuite on arrive à la surface du cotyle sur toute son étendue en enlevant les parties osseuses qui paraissent altérées.

Le grand trochanter est supprimé ou conservé selon qu'on le trouve altéré ou sain.

Chez plusieurs des malades que nous avons eu à opérer, la résection n'était à proprement parler qu'un curettage articulaire. Après l'ouverture de la hanche il nous a suffi de quelques coups de curette pour enlever ce qui restait du col fémoral et pour nettoyer et aviver la surface de la cavité cotyloïde.

Quel que soit d'ailleurs l'état des parties extérieures et de l'articulation, deux excès de sens opposé sont à éviter dans l'acte opératoire.

En aucun cas, on ne doit se borner à l'arthrotomie, c'est-à-dire à l'incision de la capsule, suivie du currettage des fongosités des parties molles. Cette opération incomplète ne permet pas de drainer l'articulation d'une manière suffisante. Les quelques observations d'arthrotomie de la hanche réunies par M. Mauclair dans sa thèse sont défavorables au procédé. Les parties dont la réparation est la plus difficile et la plus longue, les os, ne sont pas attaqués d'une manière suffisante. L'arthrotomie est du reste à rapprocher de l'incision des abcès, suivie de curettage, opération rarement justifiée en dehors des cas spéciaux envisagés précédemment.

L'excès contraire consisterait à pratiquer d'emblée la résection sous-trochantérienne typique d'après les procédés classiques. Il est également condamnable d'une manière absolument générale au moins chez les enfants. On doit, ainsi que nous l'avons dit, enlever la tête et le col du fémur avec la gouge à main, la rugine ou une forte curette sans luxation préalable. Cette luxation est au moins inutile. Après l'ablation de la tête et du col du fémur, on explore facilement à la vue et au doigt la cavité cotyloïde d'une part, la surface de section du fémur d'autre part. Du côté du cotyle, on opère un curettage suffisant pour enlever les parties de l'os iliaque qui semblent suspectes. L'examen attentif du fémur renseigne sur sa coloration et sur sa consistance. La présence d'une cavité tuberculeuse ou d'un nid à séquestre descendant vers la diaphyse, l'infiltration grise du tissu spongieux de l'épiphyse peuvent alors fournir l'indication précise d'une résection sous-trochantérienne. Rien n'est plus facile que de décoller le périoste fémoral, en conservant, si on veut, le noyau cartilagineux du grand trochanter. Cela fait, on enlève avec un fort bistouri, avec la curette, ou au besoin avec la scie de Langenbeck, des rondelles osseuses, jusqu'à ce qu'on ait atteint les limites de la partie malade.

Ce procédé est le seul rationnel. Il importe fort peu

d'opérer rapidement. Il vaut mieux voir clairement ce que l'on fait.

Les opérations typiques ne nous semblent pas être de mise dans la coxotuberculose suppurée. La résection que l'on doit pratiquer tient à la fois du curettage des abcès tuberculeux et de l'évidement des os. Il n'est pas question de sectionner les os d'une manière géométriquement régulière, mais d'enlever les parties malades des os.

En un mot la résection de la hanche qui convient à la coxotuberculose fistuleuse est une opération atypique.

Nous avons trouvé dix fois le cotyle perforé plus ou moins largement, tantôt à sa partie inférieure, tantôt en avant, tantôt en arrière, jamais en haut dans la région en rapport avec l'extrémité fémorale. En pareil cas, nous avons élargi la perforation, afin d'explorer la face interne du bassin et de mettre à nu le foyer fongueux intra-pelvien.

Le drainage doit être établi avec le plus grand soin si l'on veut éviter que les diverticules remplis de fongosités, qui entourent la cavité articulaire, ne se transforment en abcès dans la suite.

Lorsque la hanche est entourée de nombreuses fistules, nous en choisissons une en avant et nous y faisons passer un drain volumineux qui sort en arrière par la plaie opératoire. Il est souvent utile de drainer plusieurs des fistules après les avoir débarrassées des amas fongueux qui les encombrent. Quatre fois la présence d'une fistule allant de la face pelvienne de la cavité cotyloïde au pli de l'aine en suivant la face interne du pubis nous a obligé à faire un drainage intra-pelvien. Une sonde uré-thrale en gomme, introduite par la fistule de l'aine, se présente d'elle-même au niveau de la perforation cotyloï-

dienne ; on la fait sortir par la plaie opératoire et on la
retire en la faisant suivre d'un drain.

Pour les cas les moins graves, opérés en temps oppor-
tun, la présence d'une seule fistule ou de deux fistules
au plus permet de n'employer le plus souvent qu'un seul

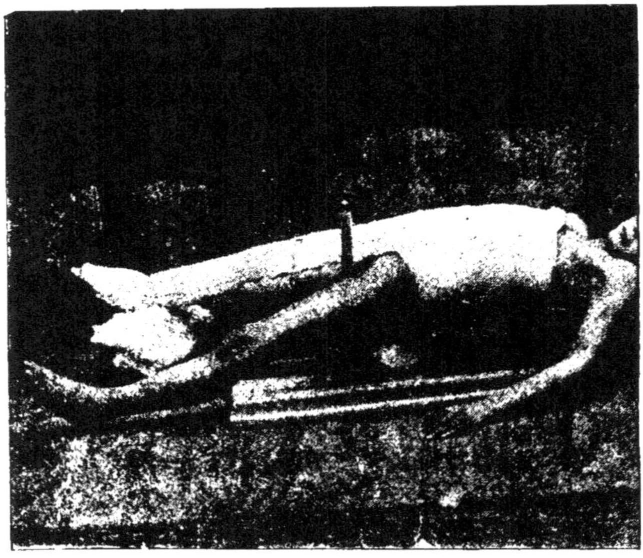

Fig. 16. — Attelle plâtrée antérieure appliquée par-dessus le pansement, après la résection de la hanche. Cette attelle assure l'immobilité du membre et le maintient en abduction.

drain en tunnel ou même un drain debout pénétrant
dans la cavité articulaire. Fréquemment on est obligé de
pratiquer le drainage dans deux ou trois directions.

La plaie opératoire est rétrécie par quelques points de
suture. Mais il y a peu d'intérêt à la fermer tout entière,
sauf le passage des drains. Souvent même, nous avons
préféré la laisser *entièrement* ouverte chez les malades
porteurs de nombreuses fistules.

Le pansement fait, le membre est placé et maintenu dans l'abduction, suivant le conseil d'Ollier, afin de remédier à l'avance au raccourcissement consécutif à l'opération. Il est généralement facile, pour les premiers pansements, de donner cette position au membre opéré et on la maintient avec la longue attelle plâtrée, recommandée également par Ollier, qui recouvre en haut l'abdomen, une partie du thorax et le flanc correspondant à la hanche malade, en bas la face antérieure du membre tout entière jusqu'au dos du pied. Plus tard l'adduction se produit d'une manière invincible pour ainsi dire lorsqu'on a conservé le grand trochanter et que cette saillie a remonté dans la fosse iliaque externe, comme c'est la règle. On doit donc prévoir cette difficulté et la diminuer dans la mesure du possible en ajoutant de bonne heure à l'application de l'attelle plâtrée l'extension continue à l'aide des poids.

SUITES OPÉRATOIRES IMMÉDIATES.

La mortalité opératoire varie selon l'état général et surtout selon l'âge des sujets. E. Bœckel, qui a opéré sept adultes, les a tous perdus : deux ont succombé tardivement à la tuberculisation pulmonaire. Six opérés adultes d'Ollier ont également succombé avant la guérison complète de leur hanche.

Comme Ollier le fait entendre, la mortalité chez l'adulte ne serait pas aussi fatale si les sujets qui ont été opérés dans les hôpitaux des grandes villes avaient été transportés dans un milieu favorable et soumis à des conditions hygiéniques mieux comprises.

Chez l'enfant la résection de la hanche dans la coxalgie,

pratiquée dans des conditions favorables, n'est pas une opération grave. La mortalité opératoire immédiate ne dépasserait pas, d'après notre pratique à Berck, 5 à 6 pour 100.

RÉSULTATS OPÉRATOIRES ÉLOIGNÉS.

Les résultats éloignés de la résection de la hanche sont en grande partie en rapport avec l'état de la hanche au moment de l'opération.

Si la résection est pratiquée dès qu'elle est devenue nécessaire, on peut rencontrer des lésions osseuses étendues, une altération grave et même une perforation du cotyle, des lésions plus ou moins considérables du col et du grand trochanter, mais les parties molles ne sont pas traversées dans toutes les directions par des trajets fistuleux. On arrive rapidement à réduire la suppuration à une seule fistule. Ou bien les os se cicatrisent et alors la fistule elle-même ne tarde pas à se fermer; ou les surfaces osseuses tardent à se réparer, dans ce cas le trajet fistuleux persiste plusieurs mois, des années même. Un curettage complémentaire amène souvent l'occlusion définitive de la fistule.

Il n'est pas rare que l'amélioration progressive du malade soit traversée par la production d'un nouvel abcès à ouvrir et à drainer, ce qui retarde la guérison.

La résection, pratiquée trop tard chez des sujets dont la hanche suppure depuis de longs mois, depuis un, deux, trois ans, comme quelques-uns de nos opérés, a des suites éloignées moins heureuses. Non seulement la santé générale est profondément altérée, mais les lésions osseuses de la hanche sont très étendues et très complexes. La nutrition du fémur et de l'os iliaque est modifiée de telle sorte que la réparation de ces os est extrêmement lente. Dans ces altérations trophiques, il est difficile, cliniquement du moins, de faire la part de ce qui appartient directement à la tuberculose ou à la suppuration et indirectement aux conséquences secondaires de ces lésions, c'est-à-dire aux dystrophies. Quoi qu'il en soit, les surfaces osseuses dénudées ne se recouvrent pas de bourgeons charnus, n'ont pas de tendance à se cicatriser pendant fort longtemps; de là une suppuration qui peut se prolonger indéfiniment malgré l'action des divers topiques que l'on peut porter au fond de la fistule, malgré même les curettages consécutifs. Une fistule, persistant pendant plusieurs mois, plusieurs années même, est le reliquat le moins dangereux qui puisse rester dans ces cas absolument graves. Avec des soins persistants la guérison finit par être obtenue. L'état général s'améliore peu à peu, nous avons vu l'albuminurie disparaître chez deux de nos opérés et faire place, en quelque sorte, à un embonpoint notable. L'objectif du chirurgien doit être de réduire la suppuration au minimum par un drainage parfait et par des pansements antiseptiques patiemment renouvelés avec un soin minutieux durant de longs mois.

Chez quelques malades, tous les efforts aboutissent à un échec. Dans quelques cas rares une méningite tuberculeuse survient. Cette complication est indépendante de la gravité des lésions coxo-fémorales; elle se produit aussi bien dans des cas bénins. Nous ne nous y arrêtons pas; nous voulons parler seulement de la tendance invincible, chez quelques malades, des fistules à se reproduire au nombre de 3, 4, 5, 6 dans diverses directions. La coïncidence d'un mauvais état général et

de larges dénudations osseuses expliquent le fait pour
quelques malades, chez d'autres il s'est développé une
ostéomyélite du fémur qui rend toute cicatrisation impossible et qui entretient l'abondance de la suppuration.
C'est ce qui peut conduire à une indication nouvelle, la
désarticulation de la hanche.

DÉSARTICULATION DE LA HANCHE

Lorsqu'après une résection on n'a pas obtenu une
amélioration permettant d'espérer la guérison, lorsque la
suppuration continue à menacer l'état général par son
abondance, ou bien encore lorsqu'une ostéomyélite
infectieuse est venue compliquer l'état pathologique du
fémur, on ne doit pas toujours renoncer à sauver la vie
du malade, la désarticulation de la hanche reste comme
l'ultima ratio du traitement opératoire. On peut y
recourir chez les enfants surtout, dont la résistance
surmonte les chocs opératoires les plus graves et dont
l'état général est presque toujours susceptible de se
réparer, dès qu'on a supprimé la cause qui l'altérait, soit,
dans le cas de la coxalgie, la suppuration.

En présence de quelques malades dont la vie était
manifestement menacée par la multiplicité persistante
des fistules, nous nous sommes décidé à désarticuler la
hanche déjà réséquée depuis fort longtemps.

Un enfant de 10 ans, réséqué par Cazin depuis plus de
trois ans et demi, albuminurique depuis plus d'un an,
continuant à suppurer abondamment, et déclinant d'une

manière manifeste, a subi la désarticulation de la hanche quelque temps après une visite à Berck du professeur Verneuil, qui nous a encouragé à mettre notre projet à exécution.

Nous avons suivi le procédé à raquette, mais la partie verticale de l'incision, manche de la raquette, a été placée sur le côté externe de la hanche dans l'incision ancienne de la résection. L'artère et la veine fémorales ont été liées immédiatement après l'incision oblique de la peau, autour de la partie interne de la cuisse. Dès que les parties molles ont été coupées jusqu'au fémur, celui-ci s'est laissé décoller de bas en haut, laissant une longue gaine de périoste susceptible de reproduire de l'os dans la suite. La plaie n'a pas été réunie.

Cette désarticulation a été faite le 12 décembre 1892. Malgré la gravité extrême de l'état général au moment de l'opération, malgré des vomissements persistants, le choc opératoire n'a pas été violent. L'amélioration était déjà sensible au bout de six semaines. Après trois mois, la cicatrisation de la plaie opératoire est complète sauf une fistule répondant au cotyle. Il n'est pas douteux dès maintenant que la lésion locale ne se répare, mais il reste à savoir si l'altération des reins, néphrite par suppuration, est susceptible de réparation ou plus exactement s'il reste dans les reins assez de parties saines ou réparables pour les fonctions normales. C'est le seul obstacle possible à la guérison, et il n'est pas démontré qu'il soit absolu. Nous savons en effet que l'albuminurie, produite par la suppuration, peut cesser avec sa cause, malgré des altérations rénales indéniables.

Nous avons plus récemment pratiqué cinq fois la désarticulation de la hanche dans les mêmes conditions : résection ancienne, suppuration abondante, albuminurie.

Un des malades a succombé, les quatre autres sont en voie
de guérison. Ce qui fait en somme cinq succès sur six cas.

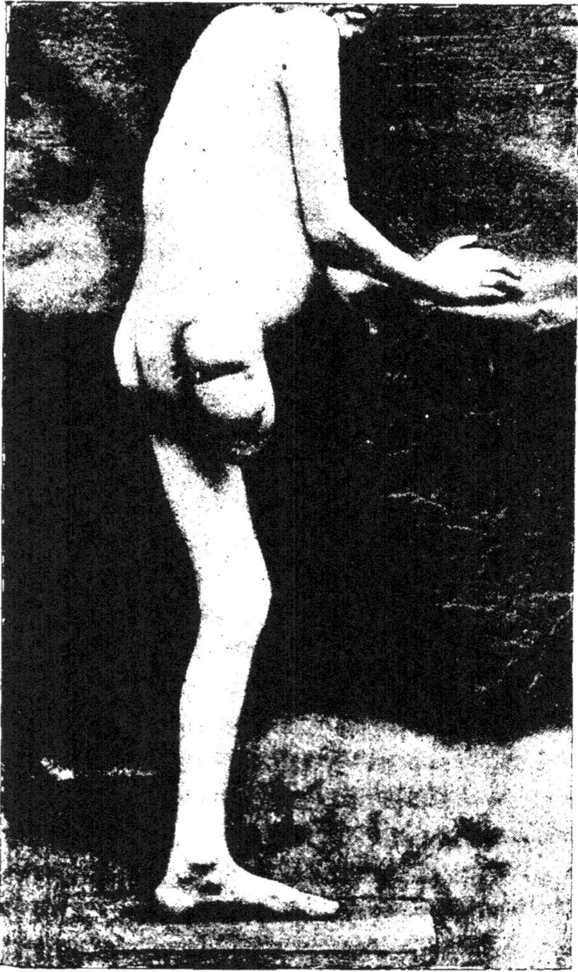

Fig. 17. — Coxotuberculose compliquée d'albuminurie par suppuration ancienne. Guérison après la désarticulation de la hanche par
le procédé en raquette postérieure.

ÉTAT DU MEMBRE APRÈS LA RÉSECTION

Il est loin d'être exact que l'ankylose de la hanche soit, comme Sayre le croit, un danger difficile à éviter dans la plupart des cas. Nous verrons plus tard que, loin d'être un danger, l'ankylose est souvent une terminaison désirable. Mais de plus, alors même qu'on n'emploie aucun moyen pour l'empêcher de se produire, elle manque le plus souvent. Sur 28 opérés examinés de 6 mois à 8 ans après la résection, nous avons trouvé 12 ankyloses fibreuses serrées ou même osseuses, en tout cas sans mouvements sensibles. Dans tous les autres cas il restait des mouvements de flexion variant depuis 20 jusqu'à 60 degrés, et ces mouvements ne sont pas seulement passifs, ils sont aussi actifs ; autrement dit ce ne sont pas seulement des mouvements que l'on peut imprimer à la cuisse après avoir fixé le bassin ; ils se produisent en effet en partie dans l'oscillation du pas durant la marche.

L'ankylose est obtenue en bonne ou en mauvaise position. Dans le premier cas les fonctions du membre sont toujours satisfaisantes, moyennant l'usage d'une chaussure surélevée en proportion du raccourcissement. Si l'ankylose s'est faite avec une adduction très marquée ou avec une flexion dépassant 45 degrés, la marche devient vicieuse, mais la difformité est facile à corriger par une ostéotomie trochantérienne ou sous-trochantérienne.

Nous avons pratiqué cette opération quatre fois depuis un an avec des résultats excellents, la flexion a pu être corrigée sans difficulté de même que l'adduction. En mettant même la cuisse dans une abduction légère, nous avons réduit notablement l'étendue du raccourcissement fonctionnel. Nous avons pratiqué l'ostéotomie linéaire pour une incision cutanée de 2 centimètres au plus qui a

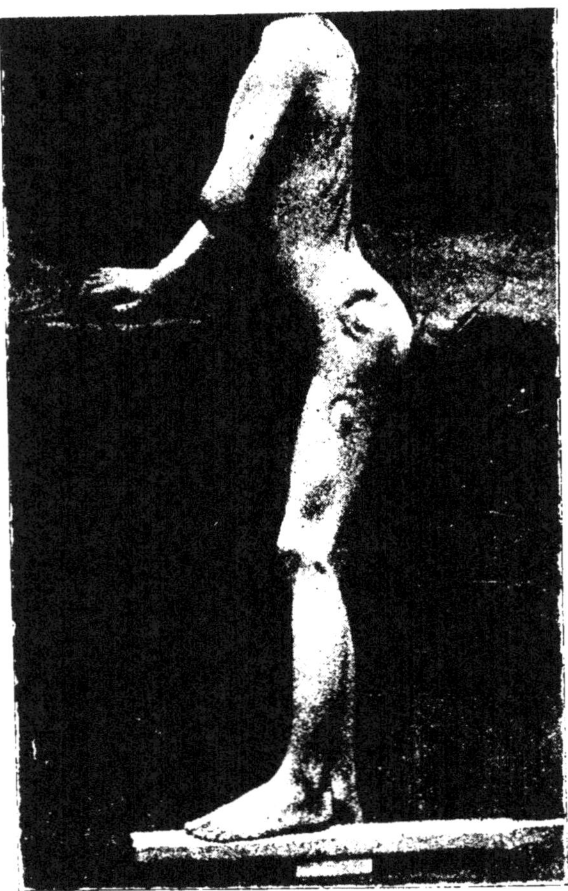

Fig. 18. — Coxotuberculose compliquée de 12 fistules et guérie après résection de la hanche. Raccourcissement de 5 centimètres.

été fermée par un seul point de suture. La cuisse a été maintenue dans une bonne position à l'aide de l'attelle plâtrée, placée par-dessus le pansement comme dans la résection. Deux mois ont suffi à la guérison.

En l'absence de l'ankylose, la position vicieuse de la cuisse est un sujet de grandes difficultés chez beaucoup de malades après la résection. Elle est au reste, à n'en pas douter, le plus souvent en rapport avec le procédé opératoire suivi pour la résection. Lorsque le grand trochanter n'a pas été enlevé, il conserve la situation anormalement élevée qu'il avait avant l'opération, il remonte même souvent après l'opération. Il s'ensuit, malgré toutes les précautions, une tendance de la cuisse à se porter en adduction, tendance beaucoup moins marquée après la résection sous-trochantérienne ou après la résection d'après le procédé en tabatière (Ollier). On doit donc s'appliquer, dans tous les cas, mais surtout lorsque la résection n'a pas supprimé le grand trochanter, à corriger l'adduction pendant une période de plusieurs mois et même de plusieurs années par l'usage d'un appareil orthopédique. L'appareil silicaté, dont nous faisons un fréquent usage à Berck, remplit assez bien cette indication. On arrive à de meilleurs résultats avec un appareil à attelle articulée au niveau de la hanche et permettant de forcer l'adduction.

La flexion de la cuisse est plus facile à éviter et à corriger que l'adduction. Ces deux déviations, la dernière surtout, ont une part importante dans la production du raccourcissement post-opératoire. Nous avons déjà exposé ailleurs que le raccourcissement fonctionnel du membre inférieur dans la coxalgie est dû à trois causes : déviation de la cuisse (adduction et flexion), luxation de la hanche, diminution de longueur des os de la cuisse et de la jambe. Il en est de même après la résection.

Le raccourcissement fonctionnel est variable chez les

sujets réséqués de la hanche selon l'attitude du membre opéré l'étendue et de la portion du fémur que l'on a supprimée. Nous l'avons vu réduit à 3 et 4 centimètres chez quelques sujets plusieurs années après la résection. Chez d'autres il atteint 5, 6 et même 8 centimètres.

Le degré du raccourcissement a sans doute une grande influence sur la marche, mais l'attitude du membre n'en a pas une moindre. Une chaussure surélevée corrige bien le raccourcissement d'un membre en bonne position. Avec l'adduction, la marche reste toujours très défectueuse, quel que soit l'appareil employé. On ne peut donc trop insister sur l'importance des soins apportés au maintien du membre en bonne attitude.

Nous avons dit que l'ankylose de la hanche n'était pas à craindre. Est-ce à dire qu'un sujet marche mieux avec une ankylose qu'avec une hanche mobile? Nous avons sous les yeux la preuve du contraire : plusieurs des malades actuellement présents à l'Hôpital maritime marchent aussi régulièrement et aussi solidement avec une pseudarthrose de la hanche que d'autres avec une ankylose. Je crois aussi que les chirurgiens qui ont affirmé que la pseudarthrose exposait davantage à une récidive ont fait un raisonnement surtout théorique. Mais ce qui me paraît réel, c'est qu'une déviation du membre, flexion ou adduction, est plus difficile à corriger avec une hanche mobile qu'avec une ankylose. On a beau redresser la cuisse déviée de certains malades, le résultat, obtenu temporairement, se perd peu à peu dans la suite. Au contraire, l'ostéotomie sous-trochantérienne permet souvent d'obtenir une bonne position de la cuisse d'une manière définitive.

Ollier[1] préfère l'ankylose à la pseudarthrose. « Quand

1. OLLIER, *Académie de médecine*, 14 mai 1887.

j'examine mes anciens réséqués, dit-il, je vois que les plus satisfaits, les plus contents de leur sort sont ceux dont l'articulation est le mieux ankylosée. Ce sont des marcheurs infatigables qui peuvent se tenir debout, aller et venir toute la journée et qui boitent à peine dans la marche régulière sur un sol uni quand la différence de hauteur est compensée par un talon élevé. Ceux au contraire qui ont des mouvements peuvent s'asseoir plus commodément, se tenir plus aisément sur u e chaise ou un fauteuil. Mais qu'on les force à marcher, ils marchent d'une manière très disgracieuse et seront vite fatigués. » Les faits que nous avons sous les yeux ne viennent certainement pas à l'appui de l'opinion qu'Ollier a fondée sur sa pratique personnelle.

TRAITEMENT DE LA LUXATION PATHOLOGIQUE

La luxation pathologique, conséquence fréquente de la marche dans la coxalgie, est d'habitude prévenue par un traitement convenable : immobilisation et extension continue.

Lorsqu'elle est effectuée, peut-on en opérer la réduction? On ne peut nier que par des manœuvres diverses, tractions, flexion forcée, etc., on n'arrive, dans une certaine mesure, à abaisser la tête fémorale et à la ramener plus ou moins près de son niveau normal. Ce résultat est obtenu surtout en l'absence d'une ankylose serrée. Mais il est de médiocre importance, comme le disait déjà Malgaigne, et de son côté Bonnet rejetait les tentatives de réduction, faites par Humbert et Jacquier (1835), en raison de l'inefficacité des moyens employés pour maintenir la réduction. Les appareils plâtrés ne changent rien aux conclusions de Bonnet et la question reste aujourd'hui ce qu'elle était il y a cinquante ans, si ce n'est que, mieux renseigné sur l'anatomie pathologique, on peut mieux apprécier la nature des obstacles à vaincre.

D'abord il convient de distinguer, au point de vue de la réduction, des luxations radicalement différentes, ce qu'on a oublié de faire jusqu'ici.

En premier lieu on ne songera pas à réduire l'empiétement plus ou moins marqué du fémur sur le sourcil cotyloïdien, résultant de l'ulcération compressive. Si l'extension continue parvient à empêcher le contact des surfaces et à mettre un terme à leur ulcération, on n'attend pas de ce moyen de traitement un abaissement et une soudure de la tête fémorale à sa place normale. Les mêmes raisons conservent leur valeur lorsque le chevauchement a succédé à l'empiétement; de même lorsque la luxation complète a été le résultat d'une destruction lente et progressive des surfaces articulaires. C'est à une dislocation articulaire, beaucoup plus qu'à une luxation, qu'on a affaire en pareil cas; l'articulation est plutôt détruite que luxée. On aura beau ramener l'extrémité du fémur vers son niveau normal, elle conservera une tendance invincible à remonter, puisqu'elle ne contracte aucune adhérence, même au bout d'un temps prolongé.

On est peut-être autorisé à tenter la réduction lorsque le déplacement s'est produit récemment sous l'influence d'un traumatisme à une période peu avancée de la coxotuberculose, circonstance rare, ainsi que nous l'avons dit. Alors cependant la réduction peut être effectuée sous le chloroforme par des manœuvres semblables à celles que Bigelow conseille pour les luxations traumatiques: flexion de la cuisse, traction dans cette attitude, rotation de la cuisse en dehors ou en dedans, selon l'espèce de déplacement que l'on veut corriger. Quelques rares succès ont été obtenus de cette manière. Cette réduction est maintenue à l'aide d'un appareil plâtré et de l'extension continue. Elle n'a rien à faire pour ainsi dire avec la guérison du processus pathologique de la coxotuberculose : le traitement de cette affection reste à poursuivre par les méthodes habituelles.

On doit se garder de confondre la réduction du déplacement articulaire avec un changement d'attitude de la cuisse. Lorsque, par des manœuvres diverses, on a fait disparaître le raccourcissement apparent du membre malade, on peut se faire illusion et croire que l'on a fait une réduction, il n'en est rien. On sait qu'il suffit de changer l'adduction de la cuisse en abduction pour changer du même coup le raccourcissement apparent à la vue en allongement du même genre.

Interpréter cette modification comme si l'on avait remis les extrémités articulaires à leur place normale serait commettre une erreur grossière.

D'après ce qui précède, les vieilles luxations pathologiques remontant à plusieurs mois, à plusieurs années ne se prêtent pas à la réduction, mais lorsque l'attitude très défectueuse du membre rend la marche impossible, on peut la corriger au moins en partie, soit par la méthode du redressement forcé, soit, en cas d'ankylose serrée, par l'ostéotomie. On améliore ainsi les fonctions du membre.

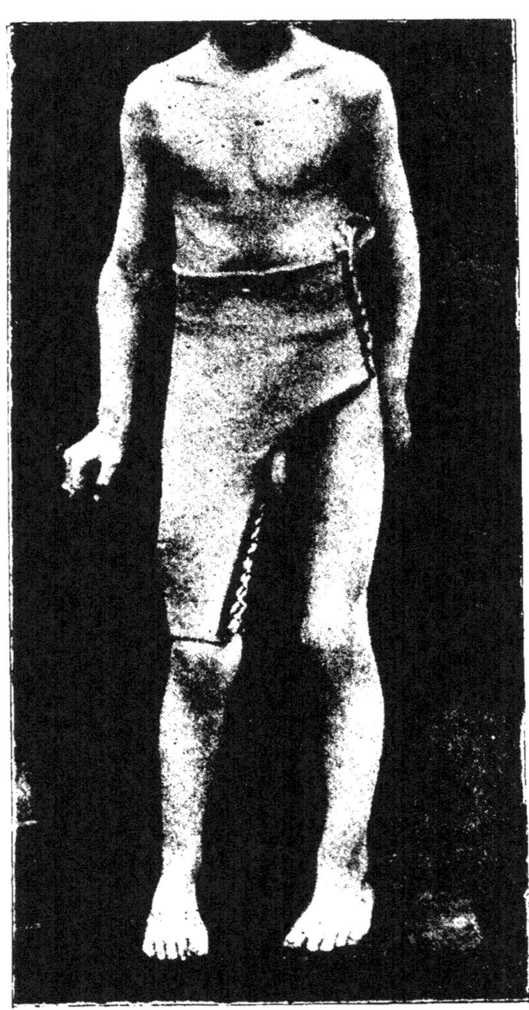

Fig. 19. — Appareil en silicate de potasse revêtu de peau de chamois, appliqué à la période de guérison, pour permettre la marche avec des béquilles en conservant une bonne attitude du membre guéri.

USAGE DES APPAREILS ORTHOPÉDIQUES

Si nous avons négligé de nous étendre jusqu'ici sur l'emploi des appareils orthopédiques permettant la marche, c'est que nous ne le croyons pas indiqué durant la période active de la coxotuberculose. La méthode américaine, consistant à faire marcher les malades dès qu'ils n'ont plus de douleurs aiguës, ne remplit pas les indications du traitement. L'immobilisation de la hanche est fort incomplète, et quant à la compression des surfaces articulaires, elle n'est point empêchée, quoi qu'on en ait dit, par la disposition ingénieuse des appareils de marche.

L'attelle de Sayre, articulée en haut avec une étroite ceinture pelvienne, munie de deux sous-cuisse, et terminée en bas par une sorte de semelle sur laquelle le malade marche sans que le pied, qui reste à quelques centimètres au-dessus, y prenne un point d'appui, ne peut avoir la prétention d'immobiliser la hanche, qui à chaque pas est influencée par les mouvements d'ensemble du corps et par les contractions musculaires. Comment admettre que l'extension continue, si difficile à appliquer correctement dans le décubitus horizontal, soit réalisée avec l'appareil de Sayre, à la fois rudimentaire et cependant assez compliqué, fonctionnant durant la marche? Pour nous, l'application de la méthode américaine se rapproche beaucoup du traitement irrégulier, que nous voyons trop souvent appliqué aux malades indigents qui n'ont pu être l'objet de soins continus et assez prolongés. Ces malades ont été mis au repos et immobilisés pendant une ou plusieurs périodes douloureuses. La douleur calmée, on a appliqué un appareil et permis la marche

avec des béquilles, jusqu'à un retour des douleurs ou
jusqu'à la production des abcès et des fistules.

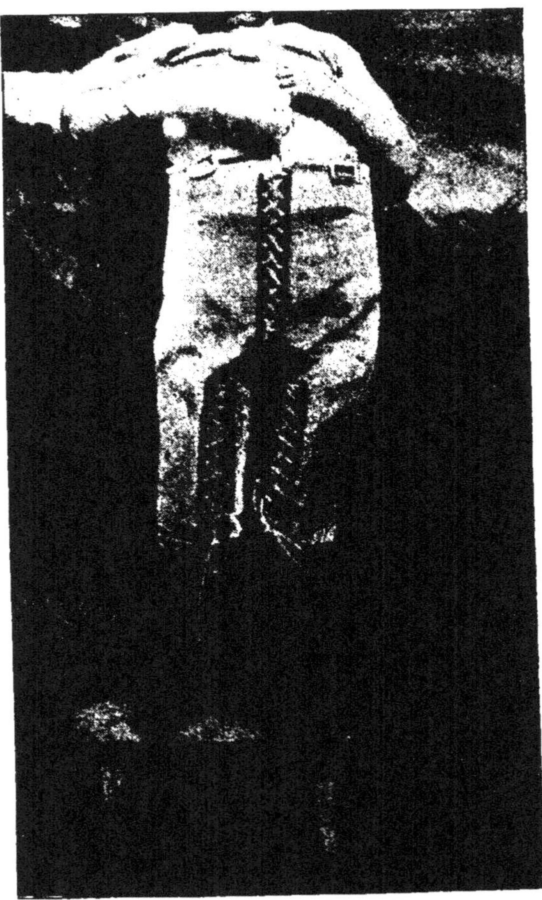

Fig. 20. — Appareil en silicate de potasse revêtu de peau de chamois, appliqué à la période de guérison chez un sujet atteint de
coxotuberculose bilatérale.

Nous ne voulons pas dire que les malades ne puissent
guérir en marchant avec des béquilles ou avec un appa-

reil orthopédique. Un grand nombre d'enfants, en traitement à l'Hôpital maritime, nous fournissent journellement la preuve du contraire, mais ces guérisons ne sont obtenues, sauf rare exception, qu'au prix d'une luxation grave ou d'abcès et de fistules qui trop souvent nécessitent la résection de la hanche.

Nous croyons avoir le droit d'affirmer que la luxation d'une part, les abcès tuberculeux et les fistules d'autre part seraient évités, dans la très grande majorité des cas, avec le traitement rationnel tel que nous l'avons exposé.

L'usage des appareils orthopédiques prend une place importante à la période terminale du traitement, lorsqu'on a toute raison de penser que l'évolution de la tuberculose coxale est depuis longtemps arrêtée et que les lésions articulaires sont réparées. Il est toujours délicat de fixer le début de cette période de la convalescence ; on ne le fait qu'avec réserve, et les essais de marche sont pratiqués lentement, progressivement, avec la timidité qu'inspire longtemps la crainte d'une rechute.

C'est à cette période de convalescence que la hanche doit être protégée par un appareil orthopédique. Les appareils de cuir, exactement moulés sur la région, tels qu'on les construit aujourd'hui, entourant le tronc depuis le bassin jusqu'à la partie moyenne du thorax et enveloppant en bas la cuisse ou même le membre tout entier, nous paraissent supérieurs à l'attelle de Sayre. Ils remplissent du reste des indications différentes. Nous ne croyons pas qu'ils doivent réaliser l'extension continue, qui n'est plus nécessaire à cette période de guérison. Leur rôle consiste à maintenir la hanche immobile ou à limiter ses mouvements, et surtout à s'opposer aux déviations de la cuisse et spécialement à l'adduction, qu'il est si difficile d'empêcher.

A titre provisoire et dans la pratique de l'hôpital, nous faisons un usage très fréquent de l'appareil en silicate de potasse, enveloppant le tronc jusqu'au niveau des reins et la cuisse jusqu'au genou. Cet appareil, rendu résistant par des attelles de bois, de tôle ou de cuir, comprises dans son épaisseur, suffit pour immobiliser convenablement la hanche malade, et la maintenir en bonne position. Nous fendons cet appareil sur la ligne médiane du tronc et sur le côté interne de la cuisse ; les infirmières de l'hôpital le recouvrent d'une peau de chamois et appliquent des agrafes. L'appareil, ainsi rendu amovo-inamovible, est d'un prix de revient très peu élevé et nous rend de grands services à l'hôpital.

Il n'est pas douteux que les appareils en cuir, fabriqués d'après un moulage, s'appliquent plus exactement sur la région et remplissent avec plus de rigueur leur rôle immobilisateur.

D'autres appareils, les uns très simples, comme l'attelle de Thomas, les autres d'une construction complexe et ingénieuse, comme celui du professeur Le Fort, qui réalise à la fois l'extension continue et l'immobilisation, trouvent parfois leur indication.

TRAITEMENT GÉNÉRAL

Les résultats du traitement chirurgical de la coxotuberculose sont subordonnés à l'état de la santé générale. On est en droit de compter sur un succès thérapeutique lorsque le malade conserve ou reprend son appétit et son embonpoint. En pareil cas, on voit guérir des sujets

atteints à la fois de plusieurs foyers tuberculeux importants : j'ai déjà cité la coxotuberculose bilatérale et l'association de la coxotuberculose avec le mal de Pott.
Au contraire, l'amaigrissement, la pâleur du visage,
l'irrégularité et la diminution de l'appétit, la lenteur de
toutes les fonctions sont en rapport constant avec une
période d'aggravation du mal.

On doit se préoccuper de la santé générale au moins
autant que de la lésion de la hanche : le traitement local
le mieux dirigé et le mieux appliqué ne peut rien, si le
terrain, je veux dire l'organisme tout entier, est dans des
conditions défavorables. Malgré l'immobilisation, l'extension continue, etc., les altérations de la hanche peuvent
s'aggraver.

La thérapeutique médicale ne possède actuellement
aucun agent qui mérite le nom de spécifique : aucun
médicament n'a sur les lésions tuberculeuses une action
comparable à celle de l'iodure de potassium sur les
lésions tertiaires de la syphilis. Nous reviendrons cependant sur la thérapeutique médicale.

On doit considérer l'évolution d'un foyer tuberculeux
comme le résultat d'une lutte entre les tissus et le bacille
tuberculeux, résultat qui par suite dépend de la résistance
des tissus. Toutes choses égales d'ailleurs, cette résistance
est forte chez les sujets de belle apparence, faible chez
ceux qui sont affaiblis, pâlis et amaigris. Le fait est vulgaire à force d'être connu. Il nous reste donc à indiquer
dans quelles conditions le malade conserve ou reprend
un bon état général.

Les moyens principaux sont empruntés à l'hygiène. Il
est inutile peut-être d'insister sur les soins de propreté;
on peut du moins rappeler qu'ils doivent être appliqués
avec la plus grande régularité. Les grands bains ne peu-

vent être donnés durant la période active de la maladie qu'avec des précautions exceptionnelles, le plus souvent même difficiles à réaliser, si bien qu'on y renonce en général. Mais on doit y suppléer par des ablutions pratiquées à intervalles périodiques, tous les jours, ou tous les deux ou trois jours, sur les différentes parties du corps, exception faite pour celles que recouvrent les appareils. Ces précautions, qui augmentent le bien-être des malades, ont l'avantage d'entretenir et d'exciter les fonctions de la peau et aussi, dans une certaine mesure, les fonctions digestives.

S'il est vrai, comme nous l'avons dit, que les exigences du traitement local imposent le repos dans le décubitus horizontal durant toute la longue période active de la maladie, il ne faut pas en conclure que le coxalgique doive rester confiné dans une chambre de malade. Tout au contraire, il n'y doit pas séjourner beaucoup plus longtemps qu'un sujet bien portant. Durant les heures passées à la maison, on le change de pièce, il prend part aux repas de famille. La plupart des malades mangent plus volontiers à la table commune que dans l'isolement.

La plus importante des conditions hygiéniques, celle qu'invoquent certains chirurgiens américains surtout, pour justifier l'emploi des appareils permettant la marche, consiste à faire vivre les malades au grand air et au soleil. Un climat chaud n'est pas nécessaire. Nous voyons à Berck des enfants passer chaque jour plusieurs heures dehors pendant toute la durée de l'hiver. Le froid, surtout le froid sec n'est pas un empêchement. On cherche seulement un abri contre les vents violents. Les vents du nord soufflent très rarement avec persistance à Berck, même en pleine saison froide. Le vent d'ouest ou de sud-ouest, le seul qu'on y sente souvent, n'est jamais froid. Son influence, jointe à l'action directe de l'océan, diminue les rigueurs de l'hiver.

La condition de la vie au grand air ne peut être remplie au milieu des grandes villes, avec les promenades toujours étroitement entourées d'habitations denses et très peuplées. Elle impose la résidence dans une campagne salubre. Ce n'est pas le lieu de rappeler ici les qualités différentes de l'air atmosphérique à la campagne et à la ville. Ce sujet est connu, au moins pratiquement, par les habitants des villes qui sans être malades ressentent presque toujours vivement à la campagne l'excitation bienfaisante de toutes les fonctions organiques. Cette excitation, particulièrement nécessaire aux malades couchés, est encore plus remarquable au bord de la mer sous un climat tempéré et dans une exposition convenable.

Nous ne connaissons aucun climat qui soit parfait en toute saison. Dans notre pays, on se rapprocherait de l'idéal en choisissant l'hiver une station dans le midi de la France et en la quittant l'été pour une contrée du nord; on éviterait ainsi les chaleurs excessives et les froids rigoureux. Mais, nous le répétons, presque tous les malades que l'on prend soin de sortir chaque jour plusieurs heures acquièrent une telle habitude de vivre dehors qu'ils n'en éprouvent ni incommodité, ni inconvénient même l'hiver sous le climat de Paris.

Le régime des malades doit être riche en aliments azotés, viandes fraîches rôties, œufs, etc.; en graisse, beurre, huiles, etc. On s'étudiera à le varier, à lui ajouter certains excitants comme les viandes salées ou fumées, le poisson frais ou salé. Il convient de restreindre ou de supprimer l'usage des sucreries, des friandises, qui diminuent l'appétit et causent souvent des troubles digestifs.

Le traitement médical proprement dit consiste surtout dans l'usage des préparations toniques et reconstituantes, ayant pour base le quinquina, le fer, l'arsenic, le phosphate de chaux, l'iode. L'huile de foie de morue convient l'hiver; durant les chaleurs de l'été, elle est mal supportée et occasionne très souvent des troubles digestifs, de la diarrhée. L'usage modéré des agents médicamenteux, surtout de l'huile de foie de morue, a une grande importance, mais il ne peut en aucun cas remplacer les précautions hygiéniques, qui occupent le premier rang dans la partie médicale du traitement.

Nous avons dit que le médicament spécifique de la tuberculose restait à trouver. En ce qui concerne la tuberculose articulaire, il ne nous parait pas démontré que la créosote et l'iodoforme, les deux agents le plus conseillés, surtout dans la tuberculose ganglionnaire ou viscérale, aient une action évidente. On peut cependant employer l'iodoforme, comme le conseille M. Verneuil, surtout chez les sujets dont l'état général semble compromis par la présence de foyers tuberculeux multiples.

On doit rattacher au traitement médical l'action du climat marin et celle des eaux minérales.

Il est reconnu aujourd'hui universellement que le séjour au bord de la mer, dans une bonne exposition, à l'abri des vents froids et des chaleurs excessives, exerce une action très active sur les sujets dont les fonctions organiques sont languissantes. L'appétit renait d'une manière frappante, la constipation cesse presque toujours spontanément, les forces se relèvent, le sommeil se régularise, le moral même s'améliore ; en quelques mois la transformation des sujets est surprenante. Sans entrer dans aucun détail sur l'interprétation de ces résultats, il suffit de dire qu'ils sont dus à la fois à l'extrême pureté et au mouvement continuel de l'air atmosphérique, et aux agents excitants et antiseptiques dont il est chargé, tels que le chlorure de sodium et l'iode.

En ce qui concerne les eaux minérales, les eaux chlorurées sodiques sont spécialement indiquées. En France, on conseille Bourbonne, Uriage, Bourbon-l'Archambault, Salins (Jura) et surtout Salies-de-Béarn.

Que les malades séjournent au bord de la mer ou dans une localité thermale, on ne doit pas compter exclusivement sur l'influence thérapeutique de l'air ou des eaux. On ne doit en rien se relâcher des autres précautions du traitement, et spécialement de celles qui font partie du traitement local.

TABLE DES MATIÈRES

26982. — Imprimerie LAHURE, rue de Fleurus, 9, à Paris.

Bulletin

DES

Annonces.

COXALGIE

TOUS LES MÉDECINS

prescrivent le

VÉSICATOIRE
D'ALBESPEYRES

SEUL EMPLOYÉ DANS LES HOPITAUX MILITAIRES

Il prend toujours.

Exiger la signature ALBESPEYRES

SUR LE COTÉ VERT

DENTITION

SIROP DU Dͬ DELABARRE

On peut prescrire en toute sécurité le SIROP DELABARRE *qui ne contient aucun narcotique.*

(JUGEMENT DU TRIBUNAL DE LA SEINE.)

C'est la seule préparation efficace pour faciliter la sortie des dents

S'EMPLOIE EN FRICTIONS SUR LES GENCIVES

Prescrire : SIROP DELABARRE

FUMOUZE-ALBESPEYRES. 78. faub. Saint-Denis, Paris.

PHARMACIE F. VIGIER

Pharmacien de 1re classe

LAURÉAT DES HOPITAUX ET DE L'ÉCOLE DE PHARMACIE DE PARIS

Paris, 12, Boulevard Bonne-Nouvelle, 12, Paris.

TUBES ANTISEPTIQUES VIGIER AU SUBLIMÉ

Solution alcoolique de sublimé, colorée par du bleu d'indigo, employée en *obstétrique* et en *chirurgie*. — La dissolution du sublimé dans l'eau est assurée et on obtient instantanément des solutions à 0 gr. 25, 0 gr. 50, 0 gr. 75 ou 1 gramme de sublimé pour 1000 grammes d'eau. — Se vendent par **boîtes de 10 tubes**, chaque tube renferme 1 gramme de sublimé.

RÉSORCINOL DU Dr WENNINGS

Liquide antiseptique non caustique, d'un parfum agréable, à base de **Résorcine**. — *Mode d'emploi :* Une à deux cuillerées à bouche de ce liquide, par litre d'eau, pour la *toilette*, les *injections*, les *ablutions* et pour les *pansements*.

EUCALYPTOLÉINE VIGIER (PETRO-EUCALYPTOL)

En badigeonnages plusieurs fois par jour, dans les cas d'**Angines, Diphtérie**, etc.

TRAITEMENT DE LA TUBERCULOSE PAR LE
CARBONATE DE GAIACOL VIGIER

En capsules de 0 gr. 10. — *Dose :* de 2 à 10 capsules par jour. — Le **Carbonate de Gaïacol** jouit des *vertus curatives* du gaïacol sans en avoir les *effets irritants*. — Traversant l'*estomac* sans se décomposer, il agit dans l'*intestin*. — Ne troublant pas les *fonctions digestives*, il remplace avantageusement le **Gaïacol** et la **Créosote**, il détruit la *tuberculine* (toxine), il excite l'appétit.

MANGANI-FER VIGIER

Contre l'*Anémie*, la *Chlorose*, etc. — Le **Mangani-fer Vigier** est du *saccharate de manganèse et de fer*, d'un goût agréable, extrêmement *assimilable* ; c'est le *fortifiant par excellence*. Il ne *constipe pas et ne noircit pas les dents*.— *Dose :* 1 cuillerée à soupe de cette solution au repas.